震撼 中醫藥界的熱門話題 醫藥資訊網 002

馬兜鈴酸事件

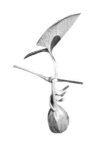

顧祐瑞 編著

文興出版事業

震撼中醫藥界的熱門話題 馬兜鈴酸事件

醫藥資訊網 2 (EZ002)

出版者：文興出版事業有限公司
總公司：臺中市西屯區漢口路2段231號
電話：(04)23160278　傳真：(04)23124123
營業部：臺中市西屯區上安路9號2樓
電話：(04)24521807　傳真：(04)24513175
E-mail：79989887@lsc.net.tw
發行人：洪心容
總策劃：黃世勳
作者：顧祐瑞
攝影：郭昭麟、鄧正賢、洪心容、黃世勳
責任編輯：賀曉帆
封面設計：洪心容、謝靜宜
美術編輯：謝靜宜
總經銷：紅螞蟻圖書有限公司
地址：臺北市內湖區舊宗路2段121巷28號4樓
電話：(02)27953656　傳真：(02)27954100
印刷：上立紙品印刷股份有限公司
地址：臺中市西屯區永輝路88號
電話：(04)23175495　傳真：(04)23175496
初版：西元2005年10月
推廣價：新臺幣199元整
ISBN：986-81200-7-1(平裝)

本公司出版品郵購價皆以定價85折優惠讀者，但單次郵購金額未滿新臺幣1000元者，酌收掛號郵寄費40元，若有任何疑問歡迎電話洽詢。

本公司備有出版品目錄，歡迎來函或來電免費索取

國家圖書館出版品預行編目資料

馬兜鈴酸事件：震撼中醫藥界的熱門話題 / 顧祐瑞編著
— 初版 — 臺中市： 文興出版, 2005〔民94〕
　　面；　公分. —(醫藥資訊網：2)
參考書目：面
含索引
ISBN 986-81200-7-1(平裝)

1. 藥性(中醫)

414.5　　　　　　　　　　　　　　　　94016147

序

　　凡能預防、診斷、治療，以減輕人類疾病，影響人體結構，恢復人體生理機能之物質，就是藥物。前人有「藥即是毒」的警訊，不論中藥、西藥，只要使用正確，可以治癒或緩解病症者，即為良藥。但錯誤用藥，則雪上加霜，有些藥物即使其作用可以解除眼前的病痛，而副作用卻也可能帶來短期或長期的傷害，因此，吾人用藥不得不慎。本書所談含馬兜鈴酸的中藥就是一個明顯的例子。

　　中醫藥的應用擁有幾千年的優良傳統，廣為民眾所喜愛，是世界傳統醫學主流之一。臺灣民眾一向認為天然的藥材比較溫和，以為其全無副作用，但其實不盡然，吾人深知藥物的核心價值為安全、均一及有效性，儘管政府對中醫藥的管理不遺餘力，但因中醫藥所涉及的層面浩瀚如海，有些問題至今仍力有未逮。馬兜鈴酸事件是中醫藥界的熱門話題之一，無論是政府、醫藥界人士以及社會大眾，若能從此一事件中，更加注意到用藥安全的重要，來正確使用中草藥，可謂前事不忘後事之師。

　　本書作者顧祐瑞博士，自中國醫藥大學中國藥學研究所畢業，編纂此書，除將馬兜鈴酸事件始末作一陳述外，並將中草藥毒性及用藥安全做概括性的介紹，言簡意賅，提供讀者多了解某些中草藥的毒性，讓讀者在中草藥用藥安全方面，有進一步的認識。本人對於顧祐瑞博士蒐集資料之用心，甚感敬佩，尤其他能在公餘之暇，完成此書，

更屬難得，值此書付梓之際，忝爲校友之一份子，謹贅述數
語，以爲道賀之意。

財團法人國定文教基金會執行長
(前彰化縣衛生局局長)

許秀夫 謹識

2005 年 7 月

作者序

　　馬兜鈴酸事件，是民國92年(2003年)繼SARS以來，另一個醫藥衛生的大事件，由於中藥使用防己及木通時，誤用含有馬兜鈴酸的廣防己及關木通，而惹出五種中藥材及五十種中藥製劑遭到禁用的事件。

　　本書針對此一事件的始末、影響，作一個詳實的紀錄，本書不對任何人及機構作著墨，也不批評任何一方，如果書中文字對任何人或機構，構成任何不愉快，都非本書之目的。

　　編著者相信馬兜鈴酸事件為一足以影響當代及後世之事件，因為目前尚無相關馬兜鈴酸事件，完整且通俗的論述，因此，蒐集相關資訊，希望對此一事件的始末及影響稍作描述。「藥即是毒」，國人應該了解，在我們的週遭，上有頗多的植物及藥材，恐引起毒副作用，希望藉由本書，喚起國人注意，逝者已矣，馬兜鈴酸事件也許告一段落，但是如果不稍加留意，難保不再重蹈覆轍。

　　民眾普遍認為中藥溫和無毒，即使大量或長期服用也無礙，再加上對中藥的藥性及分類認識不深，因此很容易發生服用中藥後而引發不良反應。本書分為五個部份，前三部份詳述馬兜鈴酸事件的始末，並深入介紹防己及木通等藥材，及馬兜鈴酸的致病性；最末兩部份，教你認識中藥藥害、有毒植物、中藥用藥安全，以及當你遇到服藥問題時該怎麼辦？

顧祐瑞

2005年3月

Contents

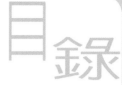

台灣馬兜鈴

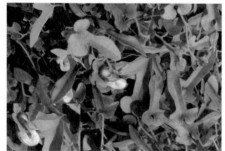

攝影 / 郭昭麟　　　　(彩圖2-1)

港口馬兜鈴

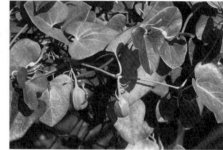

攝影 / 洪心容　　　　(彩圖2-2)

琉球馬兜鈴

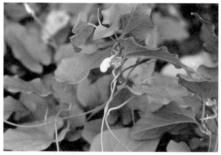

攝影 / 黃世勳　　　　(彩圖2-3)

瓜葉馬兜鈴

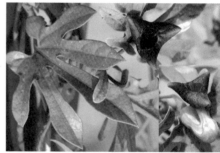

攝影 / 郭昭麟　　　　(彩圖2-4)

馬兜鈴

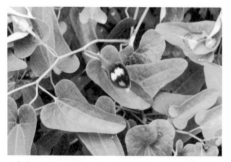

攝影 / 郭昭麟　　　　(彩圖3-1)

台灣百合

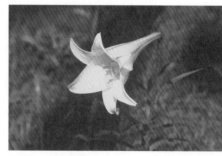

攝影 / 黃世勳　　　　(彩圖3-2)

馬兜鈴酸事件

正　品：1.北馬兜鈴種子　2.馬兜鈴種子
採用品：3.台灣百合種子　4.大百合種子

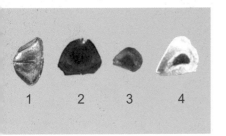

攝影／鄧正賢　　　　　　　　　　(彩圖3-3)

廣防己

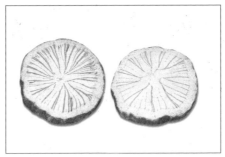

攝影／洪心容　　　　　　　　　　(彩圖3-4)

粉防己

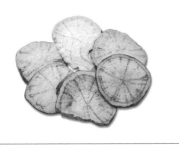

攝影／黃世勳　　　　　　　　　　(彩圖3-5)

關木通

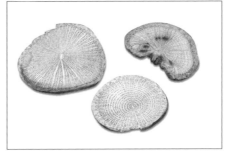

攝影／黃世勳　　　　　　　　　　(彩圖3-6)

川木通

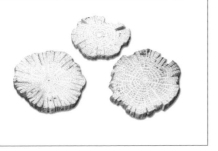

攝影／洪心容　　　　　　　　　　(彩圖3-7)

木香全形藥材

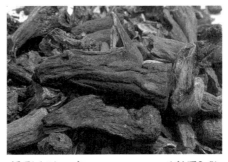

攝影／洪心容　　　　　　　　　　(彩圖3-8)

木香飲片

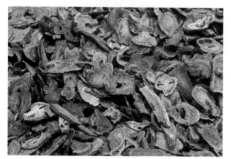

攝影／洪心容　　　　　　　(彩圖3-9)

天仙藤

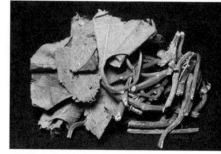

攝影／黃世勳　　　　　　(彩圖3-10)

●**防己類藥材的薄層層析圖**

　A.馬兜鈴酸標準品

　1.廣防己　　2. 粉防己

　(左圖為U.V. 254 nm檢視；

　　右圖為U.V. 366 nm檢視)

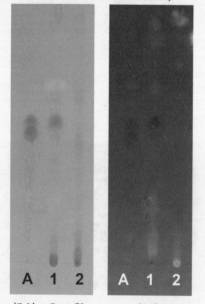

提供／鄧正賢　　　　　　(彩圖3-11)

●**青木香類藥材的薄層層析圖**

　A.馬兜鈴酸標準品

　1.青木香

　(左圖為U.V. 254 nm檢視；

　　右圖為U.V. 366 nm檢視)

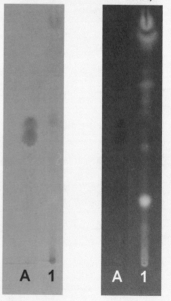

提供／鄧正賢　　　　　　(彩圖3-12)

馬兜鈴酸事件

●木通類藥材的薄層層析圖
A.馬兜鈴酸標準品
1.關木通　2.川木通
（左圖為U.V. 254 nm檢視；
右圖為U.V. 366 nm檢視）

●馬兜鈴藥材的薄層層析圖
A.馬兜鈴酸標準品
1.馬兜鈴
（此圖為U.V. 254 nm檢視）

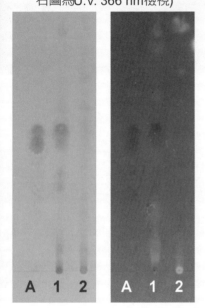

提供／鄧正賢　　　　（彩圖3-13）

提供／鄧正賢　　　　（彩圖3-14）

黃金葛

長春花

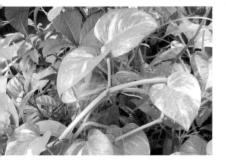

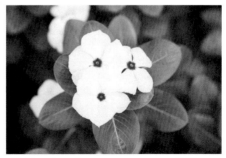

攝影／黃世勳　　　　（彩圖4-1）

攝影／洪心容　　　　（彩圖4-2）

XI

金露花

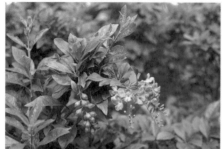

攝影 / 洪心容　　　　　　　　（彩圖4-3）

杜鵑花

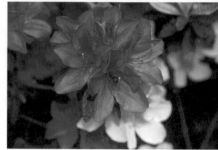

攝影 / 洪心容　　　　　　　　（彩圖4-4）

姑婆芋

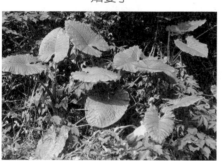

攝影 / 黃世勳　　　　　　　　（彩圖4-5）

苦楝樹

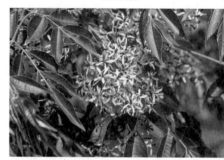

攝影 / 黃世勳　　　　　　　　（彩圖4-6）

烏桕

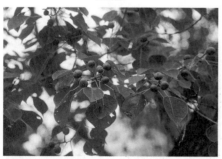

攝影 / 洪心容　　　　　　　　（彩圖4-7）

馬利筋

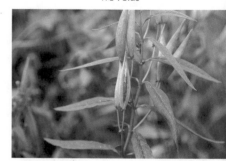

攝影 / 洪心容　　　　　　　　（彩圖4-8）

相思樹

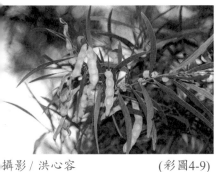

攝影／洪心容　　　　　　　（彩圖4-9）

馬纓丹

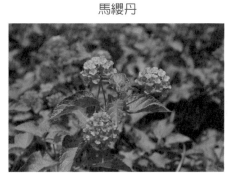

攝影／黃世勳　　　　　　　（彩圖4-10）

側柏

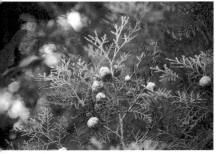

攝影／黃世勳　　　　　　　（彩圖4-11）

軟枝黃蟬

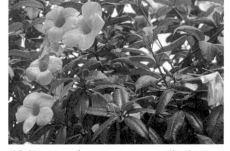

攝影／洪心容　　　　　　　（彩圖4-12）

聖誕紅

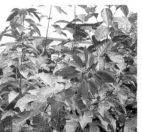

攝影／洪心容　　　　　　　（彩圖4-13）

瑪瑙珠

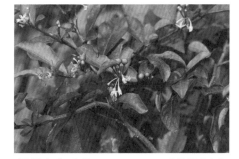

攝影／黃世勳　　　　　　　（彩圖4-14）

鳳凰木

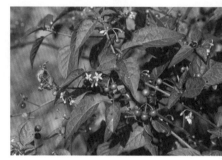

攝影 / 黃世勳　　　　　(彩圖4-15)

龍葵

攝影 / 洪心容　　　　　(彩圖4-16)

紫花藿香薊

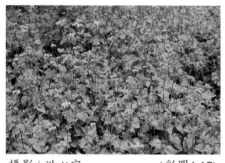

攝影 / 洪心容　　　　　(彩圖4-17)

變葉木

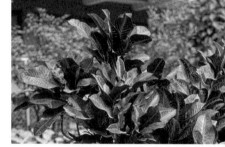

攝影 / 黃世勳　　　　　(彩圖4-18)

八角蓮

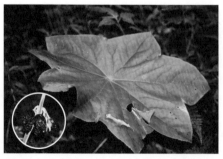

攝影 / 洪心容　　　　　(彩圖4-19)

守宮木

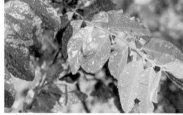

攝影 / 黃世勳　　　　　(彩圖4-20)

PART 1

新聞事件始末

馬兜鈴酸震撼彈

驚爆72小時

黑與白

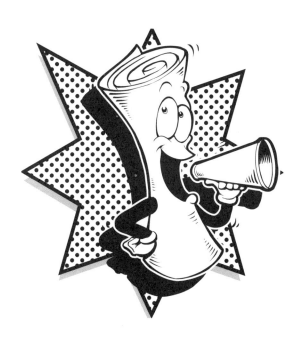

PART 1 新聞事件始末

馬兜鈴酸震撼彈

　　民國92年11月3日早上，衛生署中醫藥委員會公佈禁用五種含馬兜鈴酸的藥材及其製劑，並且註銷六十九張藥品許可證，同時要求廠商必須在三個月內下架回收。被公佈禁用的五種藥材有關木通、廣防己、馬兜鈴、青木香、天仙藤，並指出這五種中藥材及其製劑有導致腎衰竭的危險，即日起一律不得販售。由於電視台不斷的播放，相關資訊亦不足，遂引起民眾不滿與恐慌，人人自危，深怕自己服用的中藥含有馬兜鈴酸，因而導致洗腎的後果。

　　11月3日晚間，衛生署又公佈五十種藥品名單，其中含馬兜鈴藥品有四十種，含青木香的藥有八種，含天仙藤的藥品有兩種。

　　11月4日，媒體爭相報導禁用事件，負面的消息散播迅速，中醫醫療院所與中藥相關行業，立刻受到嚴重的打擊，很多民眾不敢去看中醫、吃中藥，深怕未蒙其利，先受其害。

　　這整個經過，姑且稱之為「馬兜鈴酸事件」，這個事件的震撼和影響可以用「轟動武林、驚動萬教」來形容，是民國92年(2003年)繼SARS以來，另一個醫藥衛生的大事件，稱之為「馬兜鈴酸震撼彈」也不為過。就中醫藥界而言，歷年來很少有大動作，此事件為何搞得大家人仰馬翻？馬兜鈴酸到底是何方神聖？木通、防己為何那麼可怕？馬兜鈴酸事件的原委又如何？社會大眾的因應之道是什麼？讓本書為各位說分明。

驚爆24小時

　　馬兜鈴酸事件前後在24小時內,中醫藥委員會把對含馬兜鈴酸藥材及製劑管理的方式,由撇清與台灣腎病高盛行率有關,並表示「預計最快在年底前,即可做出是否要禁用的評估報告」,大幅修正為全面查禁五種中藥材,其轉折的原因也許永遠都不會知道,但是其過程也許足以和電影「驚爆十三天」中,描寫古巴飛彈危機轉折過程相比擬。

風暴前夕...

10月31日

　　台北榮民總醫院胃腸科黃姓醫師在財團法人毒藥物防治發展基金會與台北榮民總醫院臨床毒物科所舉辦的「亞太地區中草藥中毒研討會」,發表「中草藥導致之肝臟傷害」論文時表示,要減少中草藥造成的傷害,應該宣導民眾「藥即是毒」的觀念,藥品非經中醫診斷處方不亂服用,特別是不宜服用大陸藥方藥效不明的中草藥。由於中草藥中毒案件頻傳,雖然中草藥診斷由中醫師負責,但中毒個案的急救與治療卻多由西醫師負責,因此,中醫師大都不知道中毒的情形。

　　黃姓醫師表示,台北榮總近十五年來六百一十六例藥物性肝炎統計分析,中草藥佔四分之一,與西藥引起的肝傷害相比,中草藥引起肝傷害比例,年齡比較大、教育程度較低、服藥時間較長、服用藥物名稱多半不知,且多半未經中醫師診斷就自行服用中草藥。

11月1日

在傳出含馬兜鈴酸的中藥材致人腎衰竭、有致癌性的報告，王姓中醫師以切身之痛，呼籲衛生署予以限制或嚴加管理。王中醫師指出，他曾服用保肝科學中藥，沒想到其中一味藥材含馬兜酸，短短半年，他的腎就壞掉了，現在要洗腎。

在中草藥中毒研討會記者會上，王中醫師以受害者、中醫師的雙重身份出席，他表示，由於在汐止開業，當地比較潮濕，所以他有半年的時間斷斷續續服用一種保肝中藥來清熱解毒，沒想到半年內腎功能急速惡化。

他將此中藥送交化驗，竟驗出高濃度的馬兜鈴酸，原因是製造的中藥廠誤用了含馬兜鈴酸的中藥材「關木通」。

打太極

11月2日

包括台北榮總毒物科醫師在內的國內西醫界醫師、專家昨天彙整了四十五例疑似服用含有馬兜鈴酸中藥材引發腎病變的病例報告，希望政府正視此事。

台北榮總毒物科指出，自從比利時在1993、94年間發現含有馬兜鈴酸的中藥材會導致癌症和腎病變之後，已有法國、英國、加拿大、美國等十一個國家已禁止進口販賣此類中藥材。而這些含有馬兜鈴酸的中藥材包括廣防己、關木通、青木香、天仙藤、馬兜鈴，目前衛生署只規定含有以上成分的市售中藥，必須加註「大量長期服用可能導致腎衰竭等副作用」的警語，並未明確告知消費者可能有致癌風險。

面對醫界要求政府嚴格控管並禁用含有馬兜鈴酸的中藥材，衛生署中醫藥委員會表示，將邀請中藥商、中醫師公會等代表，審慎評估馬兜鈴酸的藥效和危害，預計最快在年底前，即可做出是否要禁用的評估報告。

衛生署中醫藥委員會表示，目前並無直接證據顯示，台灣腎病的高盛行率與服用馬兜鈴酸製劑有關，但是有鑑於醫界對馬兜鈴酸的致癌風險有諸多疑慮，衛生署已經建議藥廠減少生產含有大量馬兜鈴酸的中藥方劑。

中醫師公會全聯會認為，在國內醫界提出服用中藥導致腎病變的病例報告中，缺乏馬兜鈴酸會致癌的檢驗方式和數據，目前也無法做出結論。

急轉直下

11月3日

衛生署11月2日緊急開會研商對策，初步決定將全面禁用含馬兜鈴酸的廣防己、青木香、關木通、馬兜鈴、天仙藤等五種中藥材及其製劑，並成立專案小組，抽檢可疑產品、全面檢測進口中藥。

中醫藥委員會具體行政措施如下：

一、全面禁用含馬兜鈴酸的中藥材及其製劑：製造、輸入之業者並應回收市面產品，醫療機構及藥商應予配合。

二、抽樣檢測：行文各衛生局對轄區內可疑上開製品進行抽樣檢測，倘一經檢出以偽藥論處。

三、全面檢測：即日行文函告各中藥廠需對廠內可能夾雜馬兜鈴酸之中藥材進行全面檢測，若有應全面進行回收市售品。

四、公告細辛之製劑需由中醫師處方使用：至於部分學者關切的細辛藥材，因有不含馬兜鈴酸的細辛(Asarum wagneri)存在，惟為周全保障民眾用藥安全，故先公告含細辛之藥品許可證需由中醫師處方使用；並即日函請國內專家確認台灣使用之品種後議。

五、召開委員暨專家會議：於11月3日召開中醫藥委員臨時委員會議討論，商議涉易混誤用藥材部分是否一併禁用及禁用後的替代品等問題及後續措施。

六、成立「含馬兜鈴酸中藥材的專案處理小組」：持續研議處理原則，主導各項相關問題。

公告註銷含馬兜鈴、天仙藤、青木香、廣防己、關木通等中藥材之藥品許可證之清冊如下：

含馬兜鈴中藥材之藥品許可證

許可證字號	中文品名	製造廠商	有效日期
衛署藥製字第002531號	＂順天堂＂馬兜鈴濃縮顆粒	順天堂藥廠股份有限公司新店廠	2004/5/25
衛署藥製字第016526號	＂順天堂＂補肺阿膠散濃縮散	順天堂藥廠股份有限公司新店廠	2004/5/25

資料來源：行政院衛生署中醫藥委員會2003.11.01

衛署藥製字 第016527號	”順天堂”補肺 阿膠散濃縮顆粒	順天堂藥廠股份 有限公司新店廠	2004/5/25
衛署藥製字 第016581號	”東陽”補肺阿 膠散濃縮散	東陽製藥股份有 限公司	2004/5/25
衛署藥製字 第024326號	“晉安”補肺阿 膠散濃縮散	晉安製藥股份有 限公司頭喬廠	2004/12/31
衛署藥製字 第032794號	”港香蘭”補肺 阿膠散濃縮細粒	港香蘭藥廠股份 有限公司	2005/7/19
衛署藥製字 第035534號	“科達”補肺阿 膠散濃縮細粒	科達製藥股份有 限公司	2007/8/11
衛署藥製字 第035566號	“正揚”補肺阿 膠散濃縮散	正揚製藥股份有 限公司	2007/8/19
衛署藥製字 第037329號	“勝昌”補肺阿 膠散濃縮散	勝昌製藥廠股份 有限公司	2004/3/14
衛署藥製字 第042565號	”明通”補肺阿 膠散濃縮細粒	明通化學製藥廠 股份有限公司第 二廠	2008/9/8
衛署藥製字 第044458號	”明通”補肺阿 膠散	明通化學藥廠股 份有限公司	2005/1/29
衛署藥製字 第044696號	”天良牌”保肺 抗嗽單散	天良生物科技企 業股份有限公司 高雄廠	2008/12/4
衛署藥製字 第044857號	”南和牌”鎮嗽 散	南和化學製藥廠	2004/12/11

馬兜鈴酸事件

衛署藥製字第044859號	”龍德”電咳散	龍德製藥廠股份有限公司	2009/1/4
衛署藥製字第044995號	“人壽”止嗽丹	人壽製藥廠股份有限公司	2003/12/10
衛署藥製字第045029號	”保安堂”保肺散	得力興業化學股份有限公司	2008/12/23
衛署藥製字第045066號	”人壽”風寒治嗽散	人壽製藥廠股份有限公司	2003/12/10
衛署藥製字第045728號	"長安"芷嗽丹散	長安化學工業股份有限公司	2003/12/10
衛署成製字第000631號	“大昌”止嗽散（廠方）	大昌製藥廠	2003/12/10
衛署成製字第000942號	大昌牌克嗽散（止嗽散加減味）	大昌製藥廠	2004/1/4
衛署成製字第003455號	”龍虎堂”咳嗽丹	龍虎堂醫藥有限公司	2003/12/3
衛署成製字第004077號	“勝利”治嗽丸	勝利製藥廠	2003/12/3
衛署成製字第004947號	鐵牛減嗽散	養生製藥廠	2003/10/27
衛署成製字第006048號	”龍虎堂”治嗽散	龍虎堂醫藥廠	2004/11/25
衛署成製字第006820號	人參治嗽糖衣丸		1987/5/25

衛署成製字 第007484號	人參治嗽丸	大世界製藥廠	1999/1/4
衛署成製字 第007485號	克嗽散	大世界製藥廠	1998/12/18
衛署成製字 第008025號	人參治嗽丸	大世界製藥廠	1999/5/25
衛署成製字 第008296號	"和春"清肺止 嗽散	和春製藥廠	2004/6/26
衛署成製字 第008485號	補肺阿膠散	大田製藥廠西藥 部	2004/06/26
衛署成製字 第009206號	"萬國"補肺阿 膠散	萬國製藥廠股份 有限公司仁德廠	2000/8/13
衛署成製字 第010787號	"萬國"克嗽散	萬國製藥廠股份 有限公司仁德廠	2003/12/18
衛署成製字 第010963號	"萬國"人參治 嗽丸	萬國製藥廠股份 有限公司仁德廠	1999/1/4
衛署成製字 第011170號	"萬國"人參嗽 治丸(大丸)	萬國製藥廠股份 有限公司仁德廠	2004/5/25
衛署成製字 第011207號	"萬能牌"運功 散	萬能化學製藥股 份有限公司	2003/12/10
內衛成製字 第001709號	"信效"滋肺丹 散	信效藥廠	2003/12/4
內衛成製字 第002140號	京華蜜煉川貝枇 杷膏	黃萬壽化學製藥 股份有限公司	1991/12/10

內衛成製字第002169號	”萬能牌”運功散	萬能化學製藥股份有限公司	1998/12/10
內衛成製字第002940號	人參治嗽糖衣丸	神農	1985/12/21
內衛成製字第003501號	人參治嗽丸		1986/01/04

天仙藤藥材之藥品許可證

許可證字號	中文品名	製造廠商	有效日期
衛署藥製字第001136號	”順天堂”天仙藤濃縮顆粒	順天堂藥廠股份有限公司新店廠	2004/5/25
衛署藥製字第028602號	”福安”胃腸藥散	福安製藥廠	2004/6/8

資料來源：行政院衛生署中醫藥委員會2003.11.01

青木香藥材之藥品許可證

許可證字號	中文品名	製造廠商	有效日期
第044820號衛署藥製字	”正和”歸脾散	全生製藥股份有限公司	2004/7/19
第044856號衛署藥製字	”老漢”歸脾散	正和製藥股份有限公司	2004/8/31
第044858號衛署成製字	”正揚”歸脾散	正揚製藥股份有限公司	2004/5/28

衛署成製字第005814號	”王品”歸脾丸	王品製藥廠有限公司	2005/1/23
衛署成製字第006041號	”立安”歸脾散	立安製藥股份有限公司	2003/4/11
衛署成製字第006045號	"久德"歸脾散	久德製藥廠有限公司	2003/4/11
衛署成製字第006805號	"萬國"歸脾散	萬國製藥廠股份有限公司仁德廠	2004/6/25
衛署中藥輸字第000173號	”陳李濟”養心寧神丸(歸脾丸)	洽興貿易股份有限公司	2004/6/14

衛生署將行文至各衛生局，要求抽檢轄區內含有馬兜鈴酸中藥材的可疑產品，一旦發現違規就以偽藥論處，並依據藥事法處以五年以下的有期徒刑，此外，中醫藥委員會也將發函給各中藥廠，要求對廠內可能摻雜馬兜鈴酸的中藥材進行全面檢測，並全面回收含馬兜鈴酸的市售產品，若有重大違規事項，廠商將遭法辦、關廠的命運。

中醫師公會全聯會表示，對於衛生署展現嚴格管控含馬兜鈴酸中藥材的決心，他樂觀其成，由於目前臨床上已經很少使用天仙藤、青木香、馬兜鈴等三種含有馬兜鈴酸的中藥材，一旦全面禁用時，可以用川楝子取代天仙藤、石菖蒲取代青木香、馬兜鈴則可用桑白皮替代。此外，由於藥商常把含有馬兜鈴酸的「關木通」誤認為「川木通」，也很容易把「廣防己」誤認為「粉防己」，造成民眾使用安全疑慮，他贊成衛生署禁用關木通和廣防己，但是川木通和粉防己都「無

馬兜鈴酸事件

罪」，衛生署不需要禁用，民眾不需擔心。

善後

11月4日

衛生署中醫藥委員會表示，昨日公佈註銷的京華蜜煉川貝枇杷膏商品早已經停產，昨天僅是公佈停證，所以民眾可以放心，過去所食用的枇杷膏都沒有問題，而市面四十八張藥證的運功散中，也只有萬能牌運功散有問題。

藥證中含有的川貝枇杷膏部分都沒有問題，甚至市面上核發四十八張運功散藥證中，也只有萬能運功散含有馬兜鈴酸，希望民眾不要擔心。

對於藥材進口管理，台灣規定中藥材要由中藥商進口，但仍有些會流到地攤，衛生署管不勝管，註銷馬兜鈴、天仙藤等藥材是在有足夠的證據顯示下，才做出的決定。所有中藥店的馬兜鈴酸禁用藥材都下架，林宜信說，如果業界要以身試法，藥材的部分沒有商量餘地，一旦被查獲在其店內交付消費者商品，以製造或販賣偽藥論，罰責為五到七年不等的徒刑，但如果是進口商，回收銷毀有三個月寬限期。會召集各縣市管藥證的人員，告訴他們如何進行馬兜鈴查緝與回收工作，但除了這五十種商品以外，廠商出問題的只是含馬兜玲酸的商品，消費者應該有廠商其他的藥品仍然安全的觀念。其他藥證也不會有漏網之魚，這五十張藥證註銷後，要做的是加強查緝工作。

中醫藥委員會強調，馬兜鈴酸不等於腎臟發炎、腎臟衰竭，消費者不要把馬兜鈴視為一大罪過，很多西藥抗癌藥物

其副作用也很大，最重要的是正確用藥，否則以後中醫師都沒有辦法開藥了。

迴響

11月4日

和信治癌中心醫院謝副院長表示，還有很多含馬兜鈴酸的產品，衛生署還沒有禁止使用，民眾為求自保，最好不要服用中藥超過十四天，如果服藥超過十四天應做腎功能的檢查。馬兜鈴酸造成腎衰竭與腎癌症的說法，已獲得國際研究的證實。

11月4日

台北縣政府衛生局表示，製藥廠依法必須回收產品，也會配合行政院衛生署政策，加強督導製造、輸入之業者應回收市面產品，並將監督藥品是否下架，醫療機構及藥商應配合回收含馬兜鈴酸的中藥材及製劑，並且下架。三個月之後將對轄區內可疑製品抽樣檢測，一經檢出即以偽藥論處。

臺北縣政府衛生局呼籲民眾使用中藥必須謹慎，服用時必須先注意有效期限、成分、用法、用量、適應症、主治效能、投藥方式、副作用、禁忌、儲存、製造廠商，民眾若服用藥品產生不適，可向北縣衛生局藥政課(02-22577155)或就近向當地各鄉鎮衛生所申請送驗。

11月5日

設於台北之上海同德堂胡姓中醫師指出，古時製作藥方十分嚴謹，得考慮相生相剋的配伍問題；但現在的中醫師全

以西方科學方式配藥，而非針對個人不同病況抓藥，已無法傳承古老藥方精華所在。他表示，古代治病並非一味一味藥分開使用，而是利用其不同屬性，針對個人病情，搭配一組方劑治病。

以關木通(含有馬兜鈴酸)為例，其可止咳、利尿，但中醫釋出之藥方並非不會針對病人咳嗽，就配上幾兩關木通。而是找出引發病人咳嗽之因，再就藥性，一物剋一物，與其他藥材搭配出一副治病方子。他說，中醫精華不在藥方，而在診斷；古時中醫修身養性為第一重要的事，沒有醫德，便無法突破醫術層次。

中藥材名字可因一字，用途天差地別，如近日被炒熱之「木通」分為多種木通，川木通為四川所產之木通，關木通則是完全不同之藥材。而每種藥材的生產均有節令，若遇到此藥材缺貨，亦不可以其他藥材貿然代替，因中醫施藥有主引、副引之量。如果換了一副藥材，其他搭配藥材不見得可以發揮原來作用。最近被毒物學會點名的龍膽瀉肝湯是個很有效的清肝火的方子，裡頭的木通可以清心火、利小便，但古時用的是川木通。

至於現在的龍膽瀉肝湯中為何會將原本的木通替換成關木通，主要原因可能在於中國大陸文革後，中醫精華多已散失，僅存書籍、配方形式。據悉，1980年代初期，中國大陸地區因木通短缺，以訛傳訛，地方上竟以關木通替代了木通，釀成大禍。近年來，中國大陸有些不肖商人更以「關木通」能治療癌症，大肆宣傳。

11月5日

　　花蓮縣衛生局今天調派北區各衛生所稽查員，抽查花蓮市中醫診所和中藥房，以瞭解是否有含馬兜鈴酸、關木通等中藥材和藥劑仍在販售，並輔導業者將含有這些中藥材的藥劑下架，衛生局表示，初步稽查發現，業者均能積極配合自行清理下架。

回應

　　面對西醫界、中醫藥界的交相韃伐，及社會大眾的不諒解下，中醫藥委員會公佈其歷年來針對馬兜鈴酸藥材已執行之因應措施如下：

一、89年8月3日，公告為馬兜鈴酸長期服用後，會造成腎衰竭等副作用，對藥房、藥局及製藥廠加強規範。

二、90年2月21日，公告含馬兜鈴酸中藥材之中藥製劑需辦理變更為中醫師處方用藥。

三、90年7月23日，公告廣防己、青木香、關木通、馬兜鈴、天仙藤等含馬兜鈴酸之中藥材列入需要包裝標示之品目，並應於標籤或包裝上另加註『長期連續服用可能會造成腎衰竭副作用』之警語。

四、92年10月8日，函告中醫師公會、中藥商公會、製藥公會、藥師公會、藥劑生公會及進出口商業公會等，轉知所屬醫院、診所、藥廠、藥局及中藥房等，應使用基原正確之藥材。並重申使用含馬兜鈴酸中藥材應注意之事項。

馬兜鈴酸事件

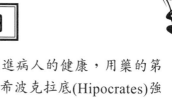

黑與白

醫師用藥的目的在於恢復和促進病人的健康,用藥的第一原則就是西元二千年前醫界先賢希波克拉底(Hipocrates)強調的:「Primum, Non Nocere.(首要,不要傷害病人)」。依據現代實證醫學的精神,用藥應考量危險/利益比率,利大於弊,具有合理的安全性、有效性和有用性,才有使用價值。

一名中醫師聲稱服用「龍膽瀉肝湯」半年,竟導致腎衰竭;台北榮總醫師在學術研討會中指稱一百多種中藥有肝毒性;衛生署宣布禁用含有馬兜鈴酸的五種中藥,連日來有關中草藥副作用的爭議不斷,中草藥彷彿成了「毒物」的代名詞,不僅用藥安全亮起紅燈,中西醫的專業之爭也浮上了檯面。

不過,衛生署的霹靂行動,卻引起中醫師公會全聯會反彈,他們認為衛生署的禁用決策過程草率,引發民眾恐慌、疑慮,並造成中藥商及中醫院所損失慘重。

矛盾與對立

馬兜鈴酸事件也凸顯出台灣中西醫長久存在的矛盾與對立。

中醫師公會表示,「藥即是毒」,馬兜鈴酸有腎毒性,和西藥的抗生素、止痛藥有肝、腎毒性相同,這些藥物對某些疾病的療效顯著,只要在藥物包裝上充分說明副作用和標示警語,無損臨床價值。如果衛生署以藥品有副作用為禁用標準,將造成大部分西藥和中藥都無法使用的困境,因此中醫界反對貿然禁用,應以限制使用為宜。

中國時報社論指出，中西醫體系固然迥異，門戶之隔極深，但對於西醫的研究，中醫不能只是一味抗爭，而必須主動配合，主動出擊。多年前台灣就發生過是否應禁用馬兜鈴酸的爭議，如果當時中醫藥界能對各種藥方進行檢驗分析，並提出使用劑量與安全性的警告，或許不至於落得如今全面查禁的結果。但中醫藥界當時未作任何補救，以至於用藥傷害不斷發生，終於讓中醫藥面臨污名化的危機。

在問題擴大報導之後，先有中醫師全國聯合會批駁衛生署草率。接續中醫藥界人士兩度赴榮總抗議撻伐個案報告的倫理問題，並為國內一萬八千家中藥商的飯碗問題，有求償億元之議。中醫藥界的無奈悲憤，和西醫學界的低調嚴肅形成奇怪的對比。究竟什麼社會文化因素在決定著國人健康與醫學消費行為，這事件隱含了什麼樣的人類醫療文明和歷史宿命？值得深思。

馬兜鈴酸事件的弔詭

主管當局不得不「草率」行事，箇中原因之一，是必須考量國內的電台、直銷與路邊攤醫療與健康食品消費氾濫的危機；中醫藥界的反應則是百年歷史委屈的投射，無關科學事實。中醫藥團體以衛生署不能因為西方國家禁用就跟進，及事關國內業者生計為由抗議。延續了過去"中西文化論戰"的年代，廢舊醫抗爭時所言：「國醫國藥滅亡之可憂，外人經濟侵略之可驚，一般賣國西醫陰謀之危險...」等論點。

...想不到中醫藥委員還為藥商老闆辯解說，這些藥證被註銷並不表示藥廠有問題，只是依科學證據及專家討論的結果...

馬兜鈴酸事件

...中醫中藥頂著中國人五千年傳統的光芒,背負傳承祖傳祕方神秘的色彩,就可以任意草菅人命殺伐塗炭生靈?廠商連一點良心回饋都不必負擔嗎?...

中醫界的想法

...在榮總醫師發表馬兜鈴酸對人體有極大危害言論的同時,衛生署中醫藥委員會即倉促下令禁用關木通、廣防己、青木香、天仙藤、馬兜鈴等五種中藥材,除了引發民眾恐慌不安外,中醫中藥的業務亦受拖累,大量下滑。

中醫師公會全聯會為了解除危機,不得不向榮總醫師發出怒吼,並提出嚴重的抗議,可惜媒體只是輕描淡寫提了一下,就這樣過去了。媒體為何這樣的待我們,或許是中醫為弱勢團體吧?!禁用馬兜鈴酸藥物事件只是中醫藥界的一個警告標記,它屬於重大危機。

在面對危機時處理得當,可以化解危機,如全聯會率領同道適時提出嚴重抗議;另一方面,針對危機發生的來龍去脈及原因,若能加以檢討、改進,如中醫藥委員會禁用關木通、廣防己,避免誤用情形持續下去,即希望化危機為轉機,期望擺脫問題中藥材的糾纏,讓民眾放心,給服用中藥者一個安全的空間。

一句話:若能危機化轉機,柳暗花明又一村。...

...衛生機構僅用國外的參考資料和一個患者的指控,第三天就公然下令禁止所有含馬兜鈴酸的中藥,速度之快,跟SARS流行時,衛生機構所表現出來的顢頇無能、遷延蹉跎,

不可同日而語。...

　　...為了搶業績，又動腦筋來打擊中醫。民國以來，西醫打擊中醫無所不用其極。...

　　...西醫向以嚴謹，科學自詡，卻有少數人每每輕率作出不當言論來傷害中醫藥...

　　...如果不了解中藥的使用理論，以單味藥作動物實驗，化驗出一百多種有肝毒性，甚至讓媒體發佈，豈非讓中醫藥蒙不白之冤...

結　語

　　本書針對馬兜鈴酸事件的始末、影響，作一個詳實的紀錄，不對任何人及機構作著墨，也不批評任何一方，如果書中文字對任何人或機構，構成任何的不愉快，都非本書之目的。

　　不論中醫、西醫、藥界或政府單位，任何人在任何時候都是消費大眾中的一員，不管牽涉的利益或利害關係為何，當整個消費商品中的任一個環節出問題時，其實每一個人都是被害者。雖說「公說公有理、婆說婆有理」，每個當事者應該捫心自問，這樣對得起良心嗎？

　　中醫也好，西醫也罷，都是在為國人的健康把關，也都應該把民眾的利益擺中間。「馬兜鈴酸事件」不論其衍生出來的問題是輕是重，逝者已矣，馬兜鈴酸事件也許已告一段落，希望藉由本書，能提醒國人注意，並留下紀錄，記取教訓，則此事件何嘗不是中醫藥界用藥安全的另一契機。

PART 2

防己、木通的真面目

防己、木通深入介紹

漏網之魚？

藥即是毒

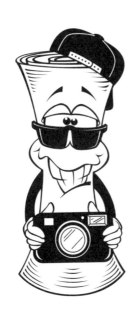

PART 2 防己、木通的真面目

防己、木通深入介紹

　　想要深入了解防己、木通等藥材，就要看看古人對這些藥材的描述和紀錄，也就是要作本草考察。古代記載藥物（中藥）知識的著作稱爲「本草」，各種本草都是我國古代的藥物學。

防己類藥材的考察

　　防己最早記載於神農本草經，列爲中品，記有：「味辛平，主風寒溫瘧，熱氣諸癇，除邪，利大小便，一名解離，生川谷」，以後別錄本草、陶注本草、新修本草、嘉祐本草、證類本草、本草綱目、植物名實圖考等古來之本草文獻均有紀錄。

(一)藥名之考訂

　　防己原名『防巳』，後來誤作『防己』，歷代本草對防己名稱的寫法不一，神農本草經由於版本不同，有作『防己』者，也有作『防巳』者或『防己』者，本草經集注敦煌石室藏六朝寫本存序錄及其影印本，其中多處寫法均作『防巳』。甄權藥性論作『防巳』，孫思邈千金翼方處方中藥名作『防巳』，證類本草作『防巳』，湯液本草作防巳，本草綱目金陵本藥圖之名作『防巳』，本草原始作"防巳"，清本草備要、本經逢原、本草求眞和植物名實圖考均作『防己』。所以可知本經原名防巳，而後唐宋諸家本草仍以防巳爲名，但自本草綱目後，誤寫爲防己，承誤日久，習以爲常，就延用至今

了。

本草綱目：『按東垣李杲云「防己如險健之人，幸災樂禍，能首爲亂階，若善用之，亦可禦敵」。其名或取此義』，且根據說文對『巳』字解釋道：「巳爲蛇，象形」。己無可防，巳乃我國十二生肖的蛇，且本科植物多爲蛇藥，能治毒蛇咬傷，故應將防己改爲防巳，才爲合理。

防己的別名則如以下之敘述。神農本草經：「防己，一名解離」。吳普本草：「木防己，一名解離，一名解燕」。御覽引本草經：「一名石解」。本草蒙筌：「名載君行」，綱目：「一名石解」。

(二)形態、種類、產地

歷史上最早使用的防己藥材

神農本草經：「防己，生川谷」。

名醫別錄：「文如車輻理解者良，生漢中川谷」。

范子計然：「防己，出漢中、旬陽」。

吳普本草：「如芀莖蔓延，如兩白根外黃，似桔梗內黑，又如車輻解」。

李當之本草：「其莖如葛蔓延，其根外白內黃如桔梗，內有黑紋如車輻解者」。

圖經本草：「防己生漢中川谷，今黔中亦有之。但漢中出者，破之文作車輻解，黃實而香，莖梗甚嫩，苗葉小類牽

牛，折其莖，一頭吹之，氣從中貫，如木通類；它處者青白
虛軟，又有腥氣，皮皺上有丁足子，名木防己」。

根據以上的文獻，可知我國最早使用的防己，產於漢中
川谷(即狹西省南鄭縣)，藥用部位為根，且具有外白內黃如桔
梗、內有黑紋如車輻的特徵，故可以推斷此種防己係指馬兜
鈴科(Aristolochiaceae)植物的漢中防己，即異葉馬兜鈴
Aristolochia heterophylla。由此可知漢、張仲景傷寒論的加減
木防己湯、防己地黃湯、五物防己湯，金匱要略的木防己湯
及孫思邈治遺尿小便澀的三物木防己湯，其所用的防己及木
防己應為漢中防己。

木防己*Cocculus trilobus*

陶注本草：「今出宜都(湖北省宜都縣)、建平(四川省巫
山縣)，大而青白色虛軟者好，黯黑木強者不佳」。

新修本草：「謹按防己本出漢中者，作車輻解，黃實而
香，其青白虛軟者名木防己，都不任用，陶謂之佳者，蓋未
見漢中者」。

圖經本草：「今黔中亦有之，青白虛軟，又有腥氣，皮
皺上有丁足子，名木防己」。

根據以上的文獻，得知陶弘景認為防己也有產於宜都、
建平者，且以大而青白色虛軟者為上品；蘇敬則認為青白虛
軟者名為木防己，不堪使用，而陶氏一定是未見過漢中防
己，才會說青白虛軟者好。這裏很明顯的提出有一種防己不
是產於漢中，且其形態為青白色虛軟或黯黑木強，沒有提到
馬兜鈴科「內有黑紋如車輻解的特徵」，所以懷疑是防己科的

植物；證類本草附有『黔州防己』一圖，由附圖黔州防己之特徵考證，從果序看來認定是防己科植物，總的輪廓與木防己屬*Cocculus* sp.類似。李時珍本草綱目(金陵本)之附圖防己爲蔓生草本，葉三淺裂，大抵爲植物分類學中所述的木防己*Cocculus trilobus*。

青藤*Sinomenium acutum*

在證類本草有黔州防己及興元府防己二圖，據文獻所載黔州防己可能是木防己屬(*Cocculus* sp.)植物，興元府防己是馬兜鈴科植物異葉馬兜鈴*Aristolochia heterophylla*。大觀本草中黔州防己與政和本草之圖相異，而興元府防己也與政和圖左右相反，政和本草將興元府防己稱興化軍防己，具掌狀中裂之葉。故黔州防己依圖可知爲木防己屬植物，而興元府(或興化軍)防己應較近似於青藤*Sinomenium acutum*。

植物名實圖考中有「防己」、「滇防己」之別，圖考云：「防己，本經中品，李當之云：「莖如葛根，外白內黃，如桔梗；滇防己，綠蔓細鬚，一葉五歧，黑根強硬，切之作車輻紋」，植物名實圖考之滇防己植物圖近似青藤*Sinomenium acutum*，而高橋眞太郎從植物分布上推定，認爲宋以前所謂漢防己應爲青藤*Sinomenium acutum*，而宋以後所謂防己應爲粉防己*Stephania tetrandra*。

廣防己*Aristolochia fangchi*

廣防己藥用歷史的考察，廣防己之名不見於歷代本草，它是近百年來在廣東地區應用的『防己』，銷至外省稱之爲『廣防己』，清代陽春縣志稱此爲木防己，清代恩平縣志和陳

馬兜鈴酸事件

仁山藥物出產辨關於廣東的清遠、平崗、羅定、連灘等地有產防己的記載，實際就是指廣防己而言。

漢防己、木防己藥材名稱之分別

漢防己、木防己藥材名稱之分別，自古就很混亂。名醫別錄：「生漢中川谷」，這裏只是說了生漢中，並未提及漢防己之名；直接以『漢防己』、『木防己』爲名稱的始於唐、甄權藥性論，但對漢防己與木防己未有形態方面的描述，不知二者究屬何指。至唐、陳藏器則認爲「木、漢二防己即是苗根爲名」。明、陳嘉謨本草蒙荃則依照陳藏器的說法，謂：「根苗各治，各分漢木兩呼。是根，破之文作車輻解，黃實馨香；是苗，皮皺，上有丁足子。漢者主水氣，名載君行，木者理風氣」。汪昂本草備要謂：「出漢中，根大而虛通，空心有花紋，色黃，名漢防己。黑點，黃腥木強者爲木防己，不佳」。

由上述得知，唐、陳藏器與明、陳嘉謨認爲木防己和漢防己是同一植物的不同部位，木防己用藤莖，漢防己用根，而且兩者功效有別；清、汪昂則認爲漢防己和木防己均用根，但原植物不同。

目前商品的漢防己約有三種植物的根作漢防己使用，即漢中防己、青藤、粉防己；漢中防己僅陝西少數地區生產，全國大部地區並不使用，青藤產量也很少，使用地區以韓國、日本爲主，而粉防己就逐漸以漢防己之名行銷全國，故市面上的漢防己主要以粉防己爲主。

歷代本草中防己之本草圖

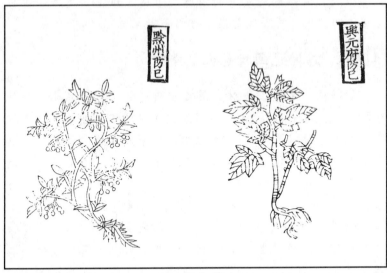

黔州防己

興元府防己

證類本草

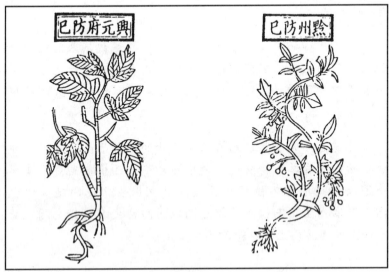

興元府防己

黔州防己

大觀本草

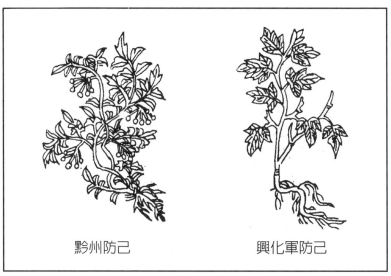

黔州防己　　　　興化軍防己

政和本草

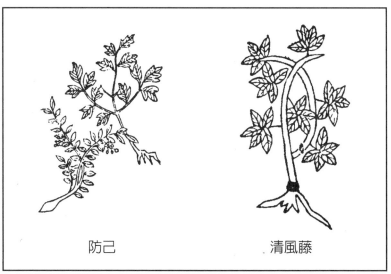

防己　　　　　　清風藤

本草綱目

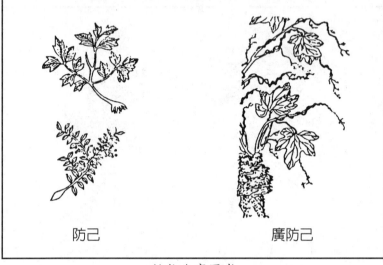

防己　　　　　　　　廣防己

植物名實圖考

(三)性味、藥能

　　神農本草經：「防己味辛平，主風寒溫瘧，熱氣諸癇，除邪，利大小便」。

　　吳普本草：「神農辛，黃帝歧伯桐君苦無毒，李當之大寒」。

　　名醫別錄：「苦溫無毒，療水腫風腫，去膀胱熱，傷寒寒熱邪氣，中風手腳攣急，止洩，散癰腫惡結，諸瘑疥癬瘡、通湊理，利九竅」。

　　陶弘景：「大而青白色虛軟者好，黯黑木強者不佳，服食亦須之，是療風水氣要藥爾」。

　　雷公藥對曰：「殷蘗爲之使，殺雄黃毒，惡細辛，畏女

馬兜鈴酸事件

苑鹵鹹，伏消石」。

本草拾遺：「治風用木防己，治水用漢防己」。

藥性論：「苦有小毒」，又：「治漢防己，治風口面斜，手足拘痛，散留痰肺氣喘嗽」。又「木防己，主治男子肢節中風，毒風不語，散結氣癰腫，溫瘧風水腫，去膀胱熱」。

潔古珍珠囊：「大苦辛寒，陰也泄也」，又：「治中下濕熱腫洩腳氣，行十二經」。又：「去下焦濕腫及痛並治膀胱火邪，必用漢防己，草龍膽爲君，黃藥、知母、甘草佐之。防己乃太陽本經藥也」。

用藥法象：「夫防己大苦寒，能洩血中溼熱，通其滯塞，亦能洩大便，補陰洩陽，助秋冬洩春夏之藥也」。

綜合上述，防己性寒，味苦辛，入膀胱、肺兩經。能祛風止痛、利水消腫，用於風濕熱壅滯於經絡引起的發熱、關節紅腫熱痛、面色黃滯等症，亦用於水濕停留所致的水腫、濕腳氣症。漢防己利水消腫作用較強，木防己祛風止痛之力較佳。故陶弘景：「防己，療風水氣要藥爾」。

(四)採收、修治

1.採收

名醫別錄：「二月八月採根，陰乾」。吳普本草：「二月八月十月採根」。

2.修治

(1)淨製：去皮用(元、湯液)。凡使，勿用木條，色黃、

腥、皮皺上有丁足子，不堪用，惟要心有花文黃色者(明、綱目)。刮淨粗皮(明、蒙荃)。

(2)切製：剉碎(宋、寶產)。刮淨粗皮，才咀成薄片(明、蒙荃)。

(3)炮製：蒸製則剉車前草根，相對同蒸半日後出(晒)，去車前草根，細剉用之(宋、證類)。酒製則分：酒洗(唐、新修)。酒拌(宋、婦人)。酒浸(明、奇效)。酒洗，微焙(明、醫學)。酒浸(明、正宗)。酒潤(清、全生集)。炮製作用：如去下焦濕腫及痛，並膀胱有火邪必須酒洗防己(元、湯液)。下焦有瘡須用防己酒洗(金、珍珠囊)。酒洗去皮，治肺生用(明、回春)。

(五)防己類藥材之來源植物

防己一名，據藥材之來源植物文獻考察結果，均指出有主要為兩科植物作為防己使用，一為防己科(Menispermaceae)植物，另為馬兜鈴科(Aristolochiaceae)植物。而使用地區較廣的有兩種，就是防己科植物粉防己*Stephan tetrandra*，藥材又名漢防己；馬兜鈴科植物廣防己*Aristolochia fangchi*，藥材又名木防己。而防己科植物木防己*Cocculus trilobus*及馬兜鈴科植物漢中防己*Aristolochia heterophylla*則在少數地區使用，此外日本地區尚使用防己科植物青藤*Sinomenium acutum*作為防己使用。

如果以商品名而言，防己自古即分為漢防己、木防己兩大類，現在所稱的商品漢防己藥材，主要為防己科植物粉防己*Stephania tetrandra*；而商品木防己藥材，主要為馬兜鈴科

馬兜鈴酸事件

植物廣防己*Aristolochia fangchi*，其次才是植物分類學所慣稱的防己科植物木防己*Cocculus trilobus*。

廣防己的植物基原過去誤認為是*Aristolochia westlandi*的根部，後經仇良棟親自至廣防己產地廣東省實地調查，並採得具花、果實的植物標本，其形態與*Aristolochia westlandi*有明顯差異，經鑑定其學名為馬兜鈴科植物的新品種*Aristolochia fangchi*。

近年來，有另外一種非防己科亦非馬兜鈴科的防己藥材出現，外形酷似防己，其來源為茶茱萸科(Icacinaceae)植物小果微花藤*Iodes vitiginea*或瘤枝微花藤*Iodes sequinii*，兩者在中藥材上並無藥用習慣。小果微花藤根呈不規則圓柱形或縱剖1/2、1/4圓柱形，有的稍彎曲，直徑1.5～6.0 cm，表面淺棕黃色或淺紅黃色，未除去栓皮呈淺棕色或灰褐色，具不規則縱皺或縱溝，常有凹陷的橫溝或裂口，有時成瘤塊狀，體重質堅實，不易折斷，斷面富粉性。瘤枝微花藤與小果微花藤根相似，區別在其直徑為1.0-3.5 cm，斷面淡黃色，粉性差，木部幾乎全部為木導管呈放射狀排列，不成瘤塊狀。

木通科(Lardizabalaceae)的三葉木通*Akebia trifoliate*或其變種白木通*Akebia trifoliate*，曾在陝西商洛地區作為防己使用，但現今均不再以防己做收購。

防己科(Menispermaceae)植物之防己類藥材

學名	藥材名	產地	使用地區	藥用部位
粉防己 *Stephania tetrandra*	漢防己	浙江、安徽、江西、湖北	使用地區廣泛包括臺灣	根
木防己 *Cocculus trilobus*	木防己	河南、江西、陝西	遼寧、北京、河南、陝西、青海、江蘇	根
青藤 *Sinomenium acutum*	河南稱地上蔓莖爲木防己，粗根爲漢防己；四川稱木防己，日本爲漢防己	河南、四川	河南、四川	莖及根
毛青藤 *Sinomenium acutum*	廣西稱毛防己，雲南稱青防己、黑防己，河南稱漢防己	河南	河南	根
華防己 *Diploclisia chinensis*	湖南稱過山龍、穿山藤，1958年後大量收購稱湘防己	湖南	湖南	藤莖

馬兜鈴酸事件

蝙蝠葛 *Menispermum* *daurium*	四川稱漢防 己、土防己	甘肅、四 川	甘肅、四 川	根
頭花千金藤 *Stephania* *cepharantha*	塊根為中藥 材白藥子， 但在浙江及 臺灣卻混充 防己、漢防 己、粉防己	浙江、臺 灣	浙江、臺 灣	塊根
華千金藤 *Stephania* *sinica*	塊根在四川 稱為瓜兒防 己	四川	四川	塊根
圓葉千金藤 *Stephania* *rotunda*	西藏以作防 己入藥	西藏	西藏	圓錐木質 根
轉環藤 *Cyclea* *racemosa*	四川挖其根 以川防己入 藥	四川	四川	根
樟葉木防己 *Cocculus* *laurifolius*	廣西以木防 己入藥	廣西	廣西	根

防己、木通的真面目

馬兜鈴科(Aristolochiaceae)植物之防己類藥材

學名	藥材名	產地	使用地區	藥用部位
廣防己 Aristolochia fangchi	木防己	廣東、廣西	使用地區廣泛包括臺灣	根
漢中防己 Aristolochia heterophylla	湖南過去以本品作青木香用，現已糾正。貴州民間稱青藤香、百解藥	陝西、甘肅、四川、貴州	遼寧、北京、陝西、甘肅、安徽、青海、江蘇、四川、貴州	根
穆坪馬兜鈴 Aristolochia moupinensis	藥材名理防己	雲南	雲南	根
大葉馬兜鈴 Aristolochia kaempferi	防己	甘肅	甘肅	藤莖
耳葉馬兜鈴 Aristolochia tagala	防己	甘肅、廣東、海南	甘肅、廣東、海南	藤莖
川南馬兜鈴 Aristolochia austroszechuanica	四川宜賓稱其塊根為防己，藥材名川防己	四川	四川	塊根

| 廣西馬兜鈴 Aristolochia kwangsiensis | 廣西野生種 | 廣西、四川 | 廣西、四川 | 根 |

茶茱萸科(Icacinaceae)植物之防己類藥材

學名	藥材名	產地	使用地區	藥用部位
小果微花藤 Iodes vitiginea	粉防己	雲南、貴州、廣東、廣西、海南	使用地區廣泛	根
瘤枝微花藤 Iodes sequinii	防己	雲南、貴州、廣東、廣西、海南	使用地區廣泛包括臺灣	根

木通科(Lardizabalaceae)植物之防己類藥材

學名	藥材名	產地	使用地區	藥用部位
三葉木通 Akebia trifoliate	商洛防己	陝西	陝西	根
白木通 Akebia trifoliate	青防己	雲南	雲南	根

木通類藥材的考察

　　由於古代本草常將木通與通草相混淆，謝宗萬、樓之岑曾對木通與通草的品種進行了詳細的本草考證，綜合摘錄敘述如下：神農本草經未載木通而有通草，其後的本草著作往往在通草項下提到木通，如新修本草、證類本草等。宋代圖經本草在通草項下載：「通草，今人謂之木通，而民間所謂通草乃通脫木也，古方所用通草皆今之木通，通脫木稀有用者」，首次指出古代本草書籍及方劑中所述通草即是醫家所用的木通，而來源於通脫木的通草在此之前很少有人用，但在民間已經稱作通草。即使如此，宋代圖經本草、證類本草及本草綱目仍然使用通草這一名稱來記述木通。而有些本草書則改用木通為名記載，如唐代甄權藥性論，元代王好古湯液本草和明代劉文泰本草品匯精要，與現在使用的名稱一致。

　　神農本草經：「通草味辛平，主去惡蟲，除脾味寒熱，通利九竅血脈關節，令人不忘，一名附支，生山谷」，陶弘景曰：「今出近道，繞樹藤生，汁白，莖有細孔，兩頭皆通，含一頭氣吹之則氣出彼頭者良，或云即藤莖」，唐代新修本草在通草項載：「此物大者徑三寸，每節有二三枝，枝頭有五葉，其子長三四寸，核黑瓤白，食之甘美」。綜上所述"通草"其原植物皆似木通科 (Lardizabalaceae) 的五葉木通*Akebia quinata*。

　　圖經本草載：「通草生石城山谷及山陽，今澤、潞、漢中、江淮、湖南州郡亦有之，生作藤蔓大如指，其莖幹大者徑三寸，每節二三枝，枝頭出五葉，頗類石韋又似芍藥。三葉相對，夏秋開紫花亦有白花者，結實如小木瓜，核黑瓤

白，食之甘美。正月二月採枝陰乾用」，由以上所述的產地、形態看，既包括五葉木通，又包括三葉木通*Akebia trifoliate*或其變種白木通*Akebia trifoliate*。

證類本草通草項下有四個附圖，即海州通草、興元府通草、解州通草和通脫木，其中通脫木即五加科植物通脫木*Tetrapanax papyriferus*，海州通草和興元府通草則類似於木通科植物五葉木通、三葉木通或白木通，解州通草類似於毛茛科鐵線連屬植物*Clematis* sp.。李時珍本草綱目將通草和通脫木分兩項列出，通草專指木通，而通脫木則指民間所用的通草，在通草項下載：「今之木通，有紫白二色，紫者皮厚味辛，白者皮薄味淡。本經言辛，別錄言甘，是兩者皆能通利也」，從文字描述看，紫者似木通科木通，白者似今之川木通，其附圖類似五葉木通。本草品匯精要將木通與通草分成兩項論述，根據其內容可知其所記載木通為木通科植物，而通草即通脫木。從本草考證結果來看，唐代新修本草及以前本草收載的通草皆為木通科植物五葉木通，從這裡之後木通的品種發生變化，宋代證類本草出現了三葉木通、白木通及毛茛科鐵線蓮屬的川木通，清代植物名實圖考則未記載木通科木通，只剩下毛茛科的川木通。

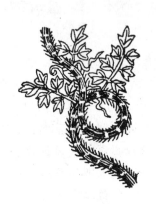

解州通草

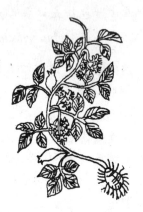

海州通草

馬兜鈴酸事件

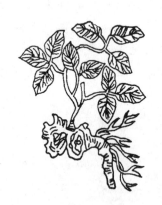

興元府通草

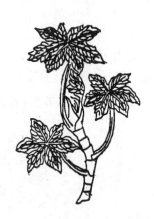

通脫木

證類本草

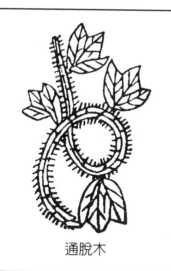
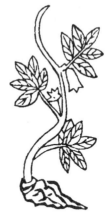

通脫木　　　　　　　木通即本草

本草綱目

　　張憲昌博士曾對木通類藥材進行生藥學研究，並在2001年對臺灣木通類藥材市場品做調查，發現目前臺灣商品木通主要為馬兜鈴科植物東北馬兜鈴*Aristolochia manshuriensis*的藤莖，藥材名為關木通，少數為毛茛科植物小蓑衣藤*Clematis gouriana*的藤莖，藥材名為川木通。

木通類藥材的來源植物

科名	藥材名	學名	使用地區
馬兜鈴科 Aristolochiaceae	關木通	東北馬兜鈴 *Aristolochia manshuriensis*	使用地區廣泛包括臺灣
毛茛科 Ranunculaceae	川木通	小蓑衣藤 *Clematis gouriana*	包括臺灣
木通科 Lardizabalaceae	五葉木通	五葉木通 *Akebia quinata*	日本使用

馬兜鈴類藥材的考察

馬兜鈴藥用歷史悠久，其本草考察徐國鈞等人已有詳細記述。唐代新修本草已記載有『獨行根』藥材，並註明為土木香，一名兜零根。據其形態特徵來看，獨行根的原植物即為馬兜鈴，而馬兜鈴的名稱則始見於宋代開寶本草。

明代本草綱目引用開寶本草：「蔓生，葉似蘿摩而圓且澀，花青白色，其子大如桃李而長，十月以後枯，其中實薄扁似榆莢」，重修政和經史證類備用本草引圖經：「馬兜鈴生關中，今河東、河北、江、淮、浙州郡亦有之。春生苗如藤蔓，葉如山芋葉，六月開黃紫花，頗類枸杞花。七月結實棗許大如鈴，作四五瓣。其根名雲南根，似木香，小指大赤黃色，亦名土青木香。七月八月採實，暴乾。」，李時珍除引用上述本草對馬兜鈴的記載外，對馬兜鈴根的藥性及氣味作了補充：「其根吐利人，微有香氣，故有獨行，木香之名。」此後歷代本草對於馬兜鈴的記述，多為以上諸書所述的轉錄，僅略有增補而已。根據以上本草考察可見我國古籍記載的馬兜鈴為纏繞草本，其葉為卵形或卵狀心形。

根據圖經本草所載馬兜鈴的產地與現今植物分布對照，山西、河北、河南、陝西、安徽為北馬兜鈴的產區；四川、湖北、安徽則為馬兜鈴的產區。且本草綱目後的歷代本草附圖多與現今北馬兜鈴的原植物相符。可見古時所用的馬兜鈴藥材與現今使用的藥材北馬兜鈴、馬兜鈴是一樣的。

張永勳教授曾對臺灣產馬兜鈴、土青木香及天仙藤做詳盡的生藥學研究，發現當時臺灣中藥市場所用之馬兜鈴均為臺灣百合 *Lilium formosanum* 之種子，稱為本兜鈴(本地所產之

馬兜鈴酸事件

義)，長橢圓形、淡褐色，與馬兜鈴之略呈三角形有異；至民國64年臺北市中藥商業同業工會理事長謝銘鐘先生始正式進口馬兜鈴。

馬兜鈴藥材的來源植物

科名	藥材名	學名	使用地區
馬兜鈴科 Aristolochiaceae	馬兜鈴	北馬兜鈴 *Aristolochia contorta* 或馬兜鈴 *Aristolochia debilis*	使用地區廣泛
百合科 Liliaceae	本兜鈴	臺灣百合 *Lilium formosanum*	臺灣
	馬兜鈴	大百合 *Cardiocrinum giganteum*	雲南、四川、貴州

天仙藤類藥材的考察

天仙藤始載於宋代本草圖經。蘇頌謂：「天仙藤葉圓似葛而小，有白毛，根有鬚，四時不凋」，看來並不像現今所用的天仙藤形態，但清代黃宮繡在本草求真中說：「天仙藤就是青木香，馬兜鈴藤也」，後來就延用馬兜鈴的藤莖爲天仙藤藥材。

青木香類藥材的考察

青木香爲常用中藥，自日華子本草以『獨行根』之名立項以來，成爲歷代本草必收之中藥。青木香爲馬兜鈴科植物北馬兜鈴*Aristolochia contorta*或馬兜鈴*Aristolochia debilis*的乾

燥根，但因在文獻中記載的青木香曾爲菊科(Compositae)土木香(*Inula helenium*)的別名，且青木香與木香發音類似，經常發生混淆。

青木香曾是菊科土木香之別稱，青木香之名始見於證類本草木香項下，陶隱居云：「此即青木香也。永昌不復貢，今皆從外國船上來，乃云秦國。以療毒腫消惡氣，有驗，今皆用合香，不入藥用，惟制蛀蟲用之，常能煮以淋浴，大佳爾」，木香生永昌，永昌爲現在雲南省保山縣北部地區，爲古時進行通商貿易要地。木香由此而傳入中國內地，到陶隱居年代已不復貢，從廣州舶上來。就以上產地而言，這裡所說的青木香，當指是菊科土木香而非馬兜鈴科青木香的乾燥根。

而從植物形態描寫來看，陶隱居云：「葉似羊蹄而長大，花如菊花，其實黃黑」，應當是指菊科植物的土木香。李時珍在本草綱目中指出：「木香，草類也。本名蜜香，因其香氣如蜜也。緣沉香中有密香，遂訛此爲木香爾，昔人謂之青木香。後人因呼馬兜鈴根爲青木香，乃呼此爲南木香、廣木香以別之」，這一段記述清楚地說明了爲了將昔人稱謂的『青木香』與後人稱呼的馬兜鈴根相區別，故將前者改稱爲南木香、廣木香。

古代的青木香多指菊科土木香，故作爲馬兜鈴根的青木香當以獨行根、兜鈴根、土青木香項下的藥性和醫藥用途爲準。

馬兜鈴酸事件

青木香類藥材的來源植物

科名	藥材名	學名	使用地區
馬兜鈴科 Aristolochiaceae	青木香	北馬兜鈴 *Aristolochia contorta* 馬兜鈴 *Aristolochia debilis*	使用地區廣泛混淆不清
菊科 Compositae	土木香	土木香 *Inula helenium*	使用地區廣泛混淆不清

台灣的馬兜鈴科植物

　　馬兜鈴科的植物屬藤本多年生植物，在野外大都生長於向陽的坡面，匍匐於地面或攀緣在灌木上。根據台灣植物誌(1976)中所記載其中高氏馬兜鈴為分布台灣南部地區之稀有植物，野外已不易發現；卵葉馬兜鈴廣泛分布在印度、馬來西亞、南中國、菲律賓與琉球等地區，台灣僅分布於蘭嶼地區；港口馬兜鈴僅狹隘分布於蘭嶼、台灣南部恒春半島等地區，但在台北、埔里、集集等地區則曾有人工栽培紀錄，生長良好；台灣馬兜鈴主要分布於低海拔山區；琉球馬兜鈴主要分布於中海拔山區；瓜葉馬兜鈴則主要分布於全台灣低海拔山區。

◎台灣馬兜鈴 *Aristolochia shimada* (彩圖2-1)

　　【別名】天仙藤、青木香、木香、地黃蒲、痧藥草、黃藤。

　　【產地】臺灣全境平野至低海拔山地自生。

【型態】多年生藤本。全株皆被毛。葉互生，長披針形至卵狀長橢圓形，長4～8㎝，寬1～6㎝，先端鈍或尖，基部有耳形，全緣或微波緣，葉面密生短絨毛。花單性，腋出，花冠彎曲呈胃囊形，外面淡黃色，先端3裂，裂片鈍圓形，暗紫色。蒴果球狀卵形，6稜，呈楊桃狀。

【採集・加工】採莖及根莖曬乾稱天仙藤、青木香、黃藤。

【效用】根及根莖有祛風，止痛，利水，消腫之效，爲臺灣民間治療毒蛇咬傷重要藥材，多稱青木香、黃藤。

◎港口馬兜鈴 *Aristolochia kankauensis* (彩圖2-2)

【別名】恆春馬兜鈴

【產地】臺灣南部恆春半島之港口地區自生。

【形態】多年生攀緣性藤本。莖無毛，具縱溝狀。葉互生，葉片腎形或心臟形，長5～7㎝，寬4～6㎝，基部四心形，先端尖，全緣，葉脈掌狀5條，背面脈隆起。花3～4朵排列成總狀花序，腋生，花被喇叭狀長筒形，具紫褐色條紋，蒴果長橢圓形，長5～6㎝，寬約2㎝，背脊6條，胞間開裂。種子多數，周邊具膜質翅，長約0.7㎝，寬約0.6㎝。

【彙考】本種果實大，結果多，產量豐。果實及種子之形

態近似進口之馬兜鈴。

◎琉球馬兜鈴 *Aristolochia liukiuensis* (彩圖2-3)

【別名】青木香、黃藤、本黃藤。(台灣)

【產地】台灣全境由平野至中海拔山地自生。

【形態】多年生攀繞性藤本。全株密被淡黃褐色毛。葉互生，柄長2~5cm，葉片卵狀披針形至廣卵狀心形或心狀圓形。葉背脈呈網狀隆起，表面疏生毛，背面密淡黃褐色毛，尤以脈部居多，全緣。花單生或成雙，腋出或著生於莖近節部，花冠煙斗狀，花冠先端展開呈三角形，邊緣反曲，喉部上側呈帶狀深紫色。蒴果長橢圓形，呈楊桃狀。種子倒卵形。

【採集、加工】採莖及根莖稱天仙藤、青木香、黃藤。

【效用】台灣地區常採集與台灣馬兜鈴之諸藥材混用。

◎瓜葉馬兜鈴 *Aristolochia cucurbitifolia* (彩圖2-4)

【別名】青木香、黃藤、本黃藤。

【產地】台灣山麓至低海拔山區自生。

【形態】多年生藤本。莖具淺溝，有毛或無毛。葉互生，掌狀分裂，裂片通常5枚，多至七枚如瓜葉，長5~12cm，寬5~15cm，每葉片均具一明顯主脈，花2~3朵簇生於葉脈，頂端展開為三角狀喇叭形

內面暗紫色。雄蕊6枚，蒴果卵狀長橢圓形，脊稜6條，類似楊桃。

【效用】有消腫止痛之效。治癰瘡腫毒，毒蛇咬傷。常與台灣馬兜鈴藥材混用。

漏網之魚？

含馬兜鈴酸藥材的方劑

常用可能含馬兜鈴酸的中藥方劑(即含防己、木通、馬兜鈴、天仙藤、青木香的中藥方劑)，根據文獻及參照臺灣八家中藥廠生產的濃縮製劑目錄，歸納如下。而根據中國醫藥學院附設醫院中藥局公佈的常用中藥方劑使用量排行榜中，龍膽瀉肝湯高居第八位，疏經活血湯居第十八位，可見可能含馬兜鈴酸的中藥方劑用量相當大。

其中含防己的中藥方劑有七種，含木通的中藥方劑也有七種，含馬兜鈴的中藥方劑有二種，含天仙藤、青木香的中藥方劑各有一種，此次衛生署禁用的中藥材爲廣防己、關木通、馬兜鈴、天仙藤、青木香，而禁用的方劑則爲含有上述藥材的方劑。所以，若是使用防己(或木防己)及木通(川木通)的方劑還是可以使用的，因此，大眾應該了解含防己或木通的十四種方劑，仍然可以使用、販賣及調劑，但是，絕對部可使用廣防己或關木通，消費大眾的健康有賴藥商、藥廠及政府相關單位的把關。

據聞，仍有少數人(？)對於這些禁用藥材的認識，仍然有限，甚至有人咸認這些禁用藥材的效果較好或無可取代，消費者難免要問：難道含防己或木通的十四種方劑無法以其他方劑取代，而完全禁用？衛生單位對藥材的管制難道僅止於藥廠？含馬兜鈴酸的中草藥，並不限於禁用的五種藥材，其他的含馬兜鈴酸藥材或植物難道不能全面禁止？

可能含馬兜鈴酸的中藥方劑

常用方劑	方劑名稱	出處	組成
含防己方劑	木防己湯	金匱要略	**木防己**、桂枝、人參、石膏。
	防己黃耆湯	金匱要略	**防己**、黃耆、白朮、大棗、生薑、甘草。
	疏經活血湯	萬病回春	芍藥、當歸、川芎、地黃、白朮、桃仁、茯苓、牛膝、威靈仙、**防己**、羌活、防風、龍膽草、白芷、陳皮、生薑、甘草。
	小續命湯	千金方	製附子、防風、白芍、**防己**、麻黃、川芎、黃芩、桂枝、人參、生薑、杏仁、甘草、大棗。
	上中下通用痛風丸	醫方集解	黃柏、蒼朮、天南星、神麴、川芎、桃仁、龍膽、**防己**、白芷、羌活、威靈仙、桂枝、紅花。
	防己茯苓湯	金匱要略	**防己**、黃耆、桂枝、茯苓、甘草。
	養血壯筋健步丸	沈氏尊生書	熟地、牛膝、杜仲、當歸、黃柏、蒼朮、白芍、黃耆、補骨脂、山藥、五味子、枸杞、人參、菟絲子、白朮、龜板、**防己**、防風、羌活。

馬兜鈴酸事件

含木通方劑	辛夷散	證治準繩	辛夷、白芷、升麻、藁本、防風、川芎、細辛、**木通**、甘草、細茶。
	導赤散	錢乙方	生地、淡竹葉、**木通**、甘草。
	消風散	醫宗金鑑	荊芥、防風、當歸、蒼朮、牛蒡子、生地、胡麻仁、石膏、苦參、知母、**木通**、蟬蛻、甘草。
	龍膽瀉肝湯	醫方集解	龍膽草、柴胡、澤瀉、車前子、**木通**、生地黃、梔子、黃芩、當歸尾、甘草。
	八正散	和劑局方	車前子、**木通**、瞿麥、萹蓄、甘草、梔子、大黃、滑石、燈心草。
	當歸四逆湯	傷寒論	當歸、桂枝、白芍、細辛、甘草、**木通**、大棗六枚。
	八味帶下方	各家選方	土茯苓、大黃、當歸、川芎、茯苓、**木通**、陳皮、金銀花。
含馬兜鈴方劑	馬兜鈴湯	普濟方	**馬兜鈴**、桔梗、甘草。
	補肺阿膠散	錢乙方	阿膠、粳米、**馬兜鈴**、杏仁、牛蒡子、甘草。

| 含天仙藤方劑 | 天仙藤散 | 醫方集解 | **天仙藤**、香附、烏藥、紫蘇葉、木瓜、大腹皮、陳皮。 |
| 含青木香方劑 | 青木香丸 | 丹溪心法 | **青木香**、蓽澄茄、吳茱萸、香附。 |

世界各國對含馬兜鈴酸藥材的管理

◎比利時

　1992年比利時禁止輸入含馬兜鈴酸的中藥。

◎英國、加拿大、澳大利亞、德國

　1999年英國也禁售含馬兜鈴酸的中藥，隨後加拿大、澳大利亞和德國也相繼禁售。

　加拿大停售含馬兜鈴成分中成藥：力士牌活絡透骨丸、星環牌三蛇膽川貝粉、羊城牌三蛇膽川貝粉、七零七牌胃藥、順氣化痰止咳丸。並禁止使用含有馬兜鈴酸的龍膽瀉肝湯的中成藥。

　加拿大衛生署1999年11月首次對馬兜鈴酸發布一級健康危險警訊。所謂一級健康危險警訊係指，凡服用或使用馬兜鈴酸者，均會對健康帶來不良影響。迄今為止，加拿大尚未發生因服用馬兜鈴酸喪生事件。

◎香港

　2004年3月，香港衛生署公布一宗懷疑馬兜鈴酸中毒個

馬兜鈴酸事件

案，病者爲一名六十歲病人，他長期誤服一種含馬兜鈴酸的中藥材尋骨風，引致腎衰竭及患上尿道癌，追查發現事件是批發商誤將尋骨風，當作另一種藥材白英出售，衛生署表示由於白英及尋骨風的別名都叫白毛藤，所以造成混淆。香港衛生署從2004年6月起，停止進口和銷售含有馬兜鈴酸的中藥材及其製劑。停止銷售含馬兜鈴酸的中成藥，將來在審核中成藥註冊申請時，也不會批准含馬兜鈴酸的中成藥註冊。

細辛藥材，只可用根部入藥，成人一日常用量不可超過1錢或3克。細辛藥材應以水煎煮後服用，時間不應少於60分鐘；不應磨粉內服。細辛的藥用品種必須爲馬兜鈴科品種北細辛、漢城細辛及華細辛。

〈停用中藥材名單〉— 馬兜鈴屬藥材

藥材名稱	植物名稱	藥用部份	學名
大葉青木香	川南馬兜鈴	塊根	*Aristolochia austroszechuanica*
滇南馬兜鈴	滇南馬兜鈴	根	*Aristolochia austroyunnanensis*
南木香	青香藤	根、根莖、藤	*Aristolochia calcicola*
管南香	管蘭香	塊根	*Aristolochia cathcartii*
三筒管	長葉馬兜鈴	塊根	*Aristolochia championii*
苞葉馬兜鈴	苞葉馬兜鈴	根	*Aristolochia chlamydophylla*

朱砂蓮	四川朱砂蓮	塊根	*Aristolochia cinnabarina*
馬兜鈴	北馬兜鈴	果實	*Aristolochia contorta*
	馬兜鈴	果實	*Aristolochia debilis*
天仙藤	北馬兜鈴	地上部分(指莖葉)	*Aristolochia contorta*
	馬兜鈴	莖葉	*Aristolochia debilis*
青木香	北馬兜鈴	根	*Aristolochia contorta*
	馬兜鈴	根	*Aristolochia debilis*
葫蘆葉馬兜鈴	葫蘆葉馬兜鈴	根	*Aristolochia cucurbitoides*
廣防己	廣防己	根	*Aristolochia fangchi*
通城虎	通城虎	根、全草	*Aristolochia fordiana*
海南馬兜鈴	海南馬兜鈴	葉、根	*Aristolochia hainanensis*
漢中防己	異葉馬兜鈴	根	*Aristolochia heterophylla*
藤香	窄葉馬兜鈴	根莖及根	*Aristolochia heterophylla*
南粵馬兜鈴	南粵馬兜鈴	塊根	*Aristolochia howii*
四脈馬兜鈴	四脈馬兜鈴	全株	*Aristolochia impresinervis*

淮通	大葉馬兜鈴	根、莖、果實	*Aristolochia kaempferi*
背蛇生	川西馬兜鈴	根、藤	*Aristolochia kaempferi*
管南香	廣西馬兜鈴	塊根	*Aristolochia kwangsiensis*
關木通	木通馬兜鈴	藤莖	*Aristolochia manshuriensis*
尋骨風	尋骨風	根全草	*Aristolochia mollissima*
淮通	寶興馬兜鈴	根、藤	*Aristolochia moupinensis*
革葉馬兜鈴	革葉馬兜鈴	塊根	*Aristolochia scytophylla*
假大薯	耳葉馬兜鈴	根	*Aristolochia tagala*
蝴蝶暗消	粉質花馬兜鈴	根	*Aristolochia transsecta*
白朱砂蓮	廣西朱砂蓮	塊根	*Aristolochia tuberosa*
逼血雷	管花馬兜鈴	根、果實	*Aristolochia tubiflora*
白金果欖	變色馬兜鈴	塊根	*Aristolochia versicolor*
小南木香	雲南馬兜鈴	根、藤	*Aristolochia yunnanensis*

〈暫時停用中藥材名單〉── 細辛屬藥材

藥材名稱	植物名稱	藥用部份	學名
土細辛	短尾細辛	根莖、全草	*Asarum caudigerellum*
	尾花細辛	根、全草	*Asarum caudigerum*
	花葉尾花細辛	全草	*Asarum caudigerum*
	雙葉細辛	全草	*Asarum caulescens*
	川北細辛	全草及根	*Asarum chinense*
	皺花細辛	全草	*Asarum crispulatum*
	川滇細辛	全草	*Asarum delavayi*
	福建細辛	全草	*Asarum fukienense*
	地花細辛	根	*Asarum geophilum*
	單葉細辛	全草	*Asarum himalaicum*
	小葉馬蹄香	全草	*Asarum ichangense*
	大花細辛	根及全草	*Asarum macranthum*
	五嶺細辛	根	*Asarum wulingense*
	南川細辛	全草	*Asarum nanchuanense*
	紫背細辛	全草	*Asarum porphyronotum*
	深綠細辛	全草	*Asarum porphyronotum*

馬兜鈴酸事件

大細辛	大葉馬蹄香	根	*Asarum maximum*
	祁陽細辛	全草	*Asarum magnificum*
雜細辛	銅錢細辛	全草	*Asarum debile*
杜衡	杜衡	全草	*Asarum forbesii*
細辛	北細辛	全草	*Asarum heterotropoides*
	細辛	帶根全草	*Asarum sieboldii*
	漢城細辛	全草	*Asarum sieboldii*
金耳環	金耳環	全草	*Asarum insigne*
	長莖金耳環	全草	*Asarum longerhizomatosum*
土金耳環	紅金耳環	全草	*Asarum petelotii*
	慈菇葉細辛	全草	*Asarum sagitarioides*
烏金草	長毛細辛	全草及根	*Asarum pulchellum*
花臉細辛	青城細辛	全草	*Asarum splendens*
台東細辛	大屯細辛	根、根莖	*Asarum taitonense*

◎中國大陸

衛生部禁止使用以下藥物為保健食品原料：關木通、半夏、青木香、八角蓮、八裏麻、千金子、山莨宕、川烏、廣防己、馬錢子、六角蓮、天仙子、巴豆、水銀、長春花、甘

遂、生白附子、生狼毒、白降丹、石蒜、夾竹桃、朱砂、罌粟殼、麗江山慈菇、昆明山海棠、河豚、洋金花、洋地黃、草烏、斑蝥、雷公藤、蟾酥。

2003年4月禁用關木通。

◎美國

美國於2000年禁止含馬兜鈴酸成分的藥品輸入。FDA下令回收含馬兜鈴酸的中藥與成藥。包括

單味藥：關木通、馬兜鈴。

複方草藥製劑：八正散、當歸四逆湯、導赤散、複方地胡(hu)湯、甘露消毒丹、口炎寧、龍膽瀉肝湯、排石湯、小薊飲子、辛夷散、養陰消炎湯。

◎新加坡

在新加坡，限制使用含馬兜鈴酸的中藥材，不能超過二星期。

◎馬來西亞

馬來西亞衛生部禁止商家銷售十七種含馬兜鈴酸之成藥。

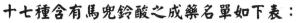

十七種含有馬兜鈴酸之成藥名單如下表：

項目	藥品名稱	製造商	註冊商
01	龍膽片 300mg	海鷗製藥有限公司	海鷗製藥有限公司
02	龍膽解毒片	海鷗製藥有限公司	Syk Perniagaan Visin's
03	龍膽瀉肝片	海鷗製藥有限公司	海鷗製藥有限公司
04	百咳靈片	廣州第一製藥廠	海鷗企業有限公司
05	Qikuan Yin Kechuan Pian Tablet	Guangzhou Zhong Sheng Chinese	醫林馬有限公司
06	Shou Wu Chuna Xi Ling	廈門製藥廠	You How (Yinmin) S/B Selangor
07	Mistura Ba Wei Jiang Yao	Tang Klmin Kang Drung Mfg. China	Zhong T Enterprise
08	Mistura Xiapzhihuare	Guangzhou Kang Shou Med. Co.	醫林馬有限公司
09	Pilecure No. 2	廣州第一製藥廠	Wellmex Sdn Bhd
10	龍膽瀉肝片	海鷗製藥有限公司	海鷗製藥有限公司
11	Shi Wai Pai Zhu Tang	Shichuan Provincial Chinese	Tr Hygeian Med Supplies (M) S/B
12	Thu Hsueh (Medicated Powder)	北京同仁堂	北京同仁堂

13	Fang Chi Huang Chi Tang	Sun T Sun Ten Pharmaceutical Taiwan	WS Medi Trd S/B
14	Feng Shi Re Bi Wan (0.25mg)	廣州第一製藥廠	Yilin (M) S/B
15	Qi Guan Yan Ke Sou Tan Chuan P	北京同仁堂	北京同仁堂
16	Re Bi Wan	廣州第一製藥廠	醫林馬有限公司
17	Solary Devil's Claw Plus Form	Nutraceutical Inc. USA	Pathlab Healthcare

馬兜鈴酸事件

藥即是毒

藥即是毒，藥不分中西皆然；用對了，救命，用錯了，要命。目前了解造成腎損害的原因包括誤食、用藥過量、蓄積中毒、煎服不當等

「有毒植物」的界定常是模糊不清的，例如銀杏的果實「白果」，是很普遍的乾果，經常用在燉煮料理中，在藥效上能溫肺益氣、定喘止帶，尤其是針對哮喘症狀。但是兒童如果一次食用10粒以上就容易有嘔吐、昏迷、呼吸困難等中樞神經中毒的症狀。大部分人對有毒植物聞之色變，其實「藥與毒一線間」，許多重要的藥用植物其實就是劇毒植物，這些植物經過適當處理與提煉後，便是治病良方，如夾竹桃、毛地黃用於治療心臟疾病，巴豆是瀉下劑，長春花更是提煉用來治療血癌。因此大可不必將有毒植物視為毒蛇猛獸，欲除之而後快。

中醫治病，須辨証論治，以治療感冒為例，風寒感冒，依六經辨証法，傷寒表實症，麻黃湯主之。中風表虛症，桂枝湯主之。對症下藥，中病即止。違其法，變病百出。感冒風寒，風寒兩傷症，大青龍湯主之。若脈微弱，汗出惡風者，不可服，服之則厥逆，筋惕肉裏，此為逆也。風熱感冒，依三焦辨証法，太陰風溫，初起惡風寒者，桂枝湯主之。但熱不惡寒而渴者，辛涼平劑，銀翹散主之。但咳身不甚熱，微渴者，辛涼輕劑，桑菊飲主之。脈洪，舌黃，渴甚，大汗，面赤，惡熱者辛涼重劑，白虎湯主之。依病勢輕重給藥，違其法，變病百出。

中藥並不存在絕對無毒的藥物，毒性和藥效是同時存在

的藥物屬性，用藥對証，劑量及用法恰當，毒性可以變爲藥效，祛病健身。藥不對証，劑量及用法不當，藥效(偏性)易可變爲毒性，甚至損傷身體。

「中藥無副作用」的確是不夠精確的說法。在有新藥上市管制的國家（如我國），在許可時會載明該藥品之「適應症」。有助於緩解適應症的藥理作用，稱爲主作用；無解於緩解適應症，但會影響身體其他部分的藥理作用稱爲副作用。一般認爲「主作用」是對人體好的，「副作用」對人體不好，是不夠精緻的想法。

假設某藥可以促進腸胃蠕動，又會升高血壓，則消化不良者服用本藥，其副作用是高血壓；低血壓者服用本藥，其副作用是拉肚子。不過，絕大部分西藥藥廠開發新藥時，都是朝著特定疾病研究，通常也只會以一種適應症(如消化不良)申請許可，而該藥其他用途(升高血壓)，就被稱爲副作用。至於主作用或副作用對人體好或不好，端視是否在正確的時間吃了正確劑量的正確藥品。

舉一極端之例，「沙利竇賣(Thalidomide)」初上市時，本被視爲抑制孕婦噁心、嘔吐的良藥，但在被發現有引起胎兒畸形的「副作用」後黯然下市；卅年後，沙利竇賣當初被撻伐的「副作用」卻被用來治療多種癌症。所以，首先要辨明者爲：藥品的藥理作用是固定的，對人體是好是壞，端賴是否對症服藥。所謂的副作用是「治療適應症的藥理作用」之外的藥理作用。

回到中藥的問題。絕大多數國人服食之中藥，皆未經上市許可—原因在於現行法規只要求方劑型態的中藥申請許

馬兜鈴酸事件

可。沒有主管機關掛保證，要將中藥之藥理作用列出，可能
都有爭議，遑論分出主作用與副作用—除非引用《本草綱目》
等古典籍之敘述。

　　也就是說，因爲部分中藥無管制，的確可能無官方版的
「副作用」；但是中藥如同西藥，對人體有大小不等的藥理作
用，如果亂吃一樣會對身體不好。不管中藥、西藥，藥就是
毒，正確地以毒攻病，可以緩解病症；錯誤地用藥，雪上加
霜。然而，即使主作用可以解得眼前患，副作用卻也可能(或
短期、或長期)造成更嚴重的傷害，含馬兜鈴酸中藥就是一個
最好的例子。

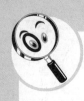

馬兜鈴酸事件

PART 3

馬兜鈴酸總體檢

化學解析

藥理作用

致病性研究

檢驗方法

臭味相投

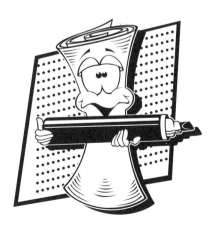

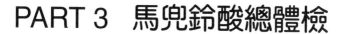

PART 3　馬兜鈴酸總體檢

　　含馬兜鈴酸成分的植物，自然界可能達600餘種，廣泛分布在熱帶和亞熱帶地區，在中國有40餘種左右，常用的藥材包括廣防己(廣防己*Aristolochia fangchi*的根部)、關木通(東北馬兜鈴*A. manshuriensis*的乾燥藤莖)、馬兜鈴(北馬兜鈴*A. contorta*或馬兜鈴*A. debilis*的成熟果實)、天仙藤則爲其地上藤莖部分、青木香則爲其乾燥根；另較少使用的藥材則如漢中防己(異葉馬兜鈴*A. heterophylla*的根部)、尋骨風(綿毛馬兜鈴*A. mollissima*的根及根莖)、朱砂蓮(*A. cinnabaria*的塊莖)、廣西朱砂蓮(*A. tuberosa*的塊莖)、穆坪馬兜鈴(*A. moupinensis*的根部)等；而國外較常使用的草藥則如德國的鐵線蓮狀馬兜鈴(*A. clematitis*)、美洲的蛇根馬兜鈴(*A. serpentaria*)、印度馬兜鈴(*A. indica*)、管花馬兜鈴(*A. tubiflora*)、耳葉馬兜鈴(*A. tagala*)等。

　　另一常用的中藥材細辛亦爲馬兜鈴科植物(馬兜鈴科細辛屬遼細辛*Asarum heterotropoides*或華細辛*Asarum sieboldii*，但不含馬兜鈴酸成分。此類藥材並未被禁用。

化學解析

　　馬兜鈴酸(aristolochic acid)是馬兜鈴科馬兜鈴屬植物中所含的共同成分，是植物界中發現的第一個硝基化合物，1851年Frichhinger最早自*Aristolochia clematitis*中提出，1956年Pailer確定其結構式，1965年Kupchan以化學合成成功，自然界中最基本馬兜鈴酸有6種，即馬兜鈴酸I、II、IIIa、III、IVa、IV，其分子式分別爲$C_{15}H_{11}O_7N$、$C_{16}H_9O_6N$、

$C_{15}H_8O_7N$、$C_{16}H_{10}O_7N$、$C_{16}H_{11}O_8N$、$C_{17}H_{13}O_8N$。其含量以I及II最高，在檢驗上，一般針對這兩種成分來做分析鑑定或測定它們的含量。

從化學結構的觀點來看，馬兜鈴酸蠻特別的，它具有一個硝基(NO)，這在天然有機化合物中並不常見；三個苯環並排成彎角狀，稱爲菲(phenanthrene)，嗎啡(morphine)也可視爲含有這個骨架。

aristolochic acid I (左)及 aristolochic acid II (右)的化學結構式

phenanthrene morphine

藥理作用

馬兜鈴酸這個化合物具有苦味、能使兔耳的血管收縮、提高吞噬細胞的活力。馬兜鈴科藥材包括廣防己、木防己、關木通、青木香、馬兜鈴、天仙藤等，一直是中國傳統成方慣用藥材，在中醫上主要有利溼去水腫與傷科止痛兩種用途，包括疏經活血湯、防己黃岐湯等藥方皆含此類成分。

雖然關木通有腎毒性，部份文獻指出，動物實驗顯示：馬兜鈴酸能顯著增強吞噬細胞的功能，提高動物的抗菌能力和免疫功能，並且具有抗癌作用，可以提升罹患腫瘤病人的免疫力和接受化學治療後的白血球減少。

龍膽瀉肝丸原方用以治療肝膽火旺所致的口苦咽乾等病症，臨床常用於急性黃疸型肝炎、高血壓、中耳炎、急性膽囊炎、睪丸炎、泌尿道感染、盆腔炎、濕疹等，藥理研究證實確有提高免疫功能、抗發炎、抗過敏及抑菌作用。

但值得注意的是，龍膽瀉肝丸中的藥材「關木通」，因內含有馬兜鈴酸，長期服用會引發慢性腎衰竭、尿毒症，另外部分研究也指出馬兜鈴酸會引起基因變異及癌變，特別是腎盂癌、輸尿管癌、膀胱癌及胃癌等。

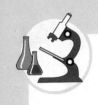

致病性研究

　　1958年歐美學者已經證明馬兜鈴酸具有腎毒性，在兔子和鼠類都有傷害腎臟的報告。1964年美國國立癌症中心支持的馬兜鈴酸第一期人體臨床試驗，發現馬兜鈴酸在人體會造成腎小管壞死。在1990至1992年間，比利時有上百名婦女長期服用含廣防己的減肥藥以後，發生間質性腎炎，迅速惡化成末期腎病。

　　1981年德國學者發現馬兜鈴酸可以引起基因突變，自1982至1988年間，Mengs及其同事相繼發表三篇論文，證明馬兜鈴酸在鼠類具有強烈起癌作用，只要連續使用三周至三個月就會產生胃癌，以後陸續有引起淋巴癌和肺癌的報告發表。現在已知馬兜鈴酸是現有最強烈引起基因變異和胃癌、腎癌的化學物之一。

　　中草藥腎病變最早是在1992年在比利時首先被提出來，這些病人都是在布魯賽爾同一診所服用含中草藥的減肥藥，在之前15年中並沒有發現此腎病變，而在1990年時此處方加入兩種中藥，分別為*Stephania tetrandra*(防己)及*Magnolia officialis*(厚朴)，防己是用來利尿，而厚朴是用來消腹脹、肌肉鬆弛、及中樞抑制作用，服用這種配方以後即陸續發現不明原因的腎衰竭，於是開始展開一系列公共衛生調查及藥物化學分析，結果發現因音誤之關係，防己被錯誤置換為*Aristolochia fangchi*(廣防己)，防己與Fangchi音相似，而此減肥藥中並不含其它已知之腎毒性藥物。

　　據中藥的研究報告指出Aristolochic acid具腎毒性且可致癌，因此發生此悲劇。它會造成快速的腎功能惡化，至目前

為止，共有100多位病人在比利時發現，咸認為中草藥中的馬兜鈴酸(aristolochic acid)為造成腎毒性的元兇。腎臟典型的病理變化是很廣泛性的腎小管間質組織纖維化，腎小管嚴重萎縮及細胞消失，而腎絲球本身構造是完整的，與區域性巴爾幹半島腎病變相似。這種病理變化明顯與一般藥物引起之腎間質腎炎明顯不同，因此才稱為中藥腎病變。在這些病人當中，有三分之一的病人已接受洗腎，三分之一的病人接受腎移植，三分之一的病人目前仍處於腎衰竭的地步。

中草藥腎病(CHN)

1993年2月，比利時教授Jean-Louis Vanherweghem在The Lancet雜誌上發表了一篇文章，指出在比利時首都布魯塞爾附近有許多位婦人由於服用了含防己的減肥藥而造成了腎衰竭的病例，其特徵是腎間質細胞廣泛性纖維化、腎小管萎縮、腎小球完整，而且很快的就腎衰竭，此現象稱為中草藥腎病(Chinese herbs nephropathy)簡稱為CHN。在比利時首都布魯塞爾附近，由於1992年後間質性腎炎(interstetal nephritis)的人數劇增，促使他們進行此地區的流行病學調查。在排除了曾服用腎毒性藥物(如解熱鎮痛劑、利尿劑、非類固醇抗發炎藥)或特異性體質(idiopathic)的腎衰竭病患外，幾乎所有其他的病患在服用本減肥處方前的腎功能都是正常的；事實上許多人服用本減肥處方多年均沒有健康上的問題，但自從1990年處方改變，加入防己、厚朴藥材後就陸續有腎衰竭的病例產生。

2000年6月Jelle L.Nortier在新英格蘭醫學雜誌上研究報告說：39個中藥腎病的病患包含31個已接受腎移植，8個洗腎，接受預防性的手術，摘除原有萎縮的腎臟含輸尿管，發現18

個病人有泌尿道上皮細胞癌，比例高達4成6，著實駭人聽聞，新光醫院也已發現數例中藥腎病併發癌症病人，且大多已洗腎或換腎。

　　1994年比利時發現數位服用含馬兜鈴酸的中藥導致腎衰竭病人，續發泌尿器官上皮細胞癌。Cosyns等人於1999年報告十位因馬兜鈴酸中毒而長期洗腎病人，接受預防性腎臟、輸尿管和膀胱切除，發現已有癌細胞病例高達四人(百分之四十)，這些病人可見細胞基因變異。

　　這些病人的典型臨床症狀是不明原因的腎衰竭，腎衰竭常在毫無預期之情況下被發現，除了服用含中草藥的病史外，並無其他可查出來的原因，血壓通常正常或稍高，貧血較嚴重相對於腎功能之程度，尿液檢查無或輕微蛋白尿，無顯著尿液沈渣有時會有尿糖。雖然停藥，但腎功能的惡化會繼續進行且速度很快。有篇報告類固醇可有效遲緩腎功能的惡化。更值得一提的事是在病理切片或腎移植腎摘除的標本上可發現泌尿道上皮細胞分化異常，是癌症之前期，及典型的泌尿道上皮細胞癌，2003年六月新英格蘭醫學期刊有這方面詳細的描述，在105位中草藥腎病變的病人中，有43位接受洗腎及腎移植，其中39個病人接受預防性腎摘除，發現18位有泌尿道上皮細胞癌，19位有輕度至中等度泌尿道上皮細胞分化異常，只有2位是正常的，所有的標本進一步作DNA之分離，皆發現有特異性與馬兜鈴酸之代謝物aristolactam有關之DNA adducts。

　　中草藥腎病變除了比利時的報告以外在法國、西班牙、日本及英國也陸續零星被發現，我們在國內也發現不少相同

病例，這些病人服用中草藥並不是爲了在減肥，有的是爲了保健，有的是作爲其他疾病的輔助治療。

由於這些藥物的來源複雜，有些病人並非規則服用，況且同時合用其他不同來源之中草藥，藥物成份繁多，因此鑑定藥物的致病成分是極其複雜及冗長。雖然馬兜鈴酸被證實是具腎毒性，但在德國此藥物長久以來以來曾被用來作爲免疫調節劑(immunomodulation)，並未曾報告有慢性腎小管間質腎炎之病例，因此馬兜鈴酸對於中草藥腎病變之病理機轉仍有待進一步之探討。

根據病人所服用的中草藥來自不同的來源，包括粉劑、植物萃取物、藥丸等等，我們推測其他無法獲知的植物毒性(phytotoxins)含於藥物內，可能造成此一獨特之病理病變。目前也有一些學者持相同的看法。有一學者直指這些中草藥內，除了馬兜鈴酸以外，可能含有一些serotonin agonist，實驗動物證實它會造成腎臟血管收縮，而加速腎間質之纖維化。

台灣末期腎臟病的盛行率和發生率都高居世界第二，洗腎病人日增，每年醫療費得花掉170億元，醫界分析，腎病患者增加有4分之1是因糖尿病引起，最大原因是台灣人愛吃藥，尤其是傷腎的非類固醇消炎藥及來路不明的中藥。

高雄醫學大學附設醫院副院長黃尚志、腎臟醫學會理事長楊五常醫師8日在衛生署腎臟病防治宣導記者會上指出，現在台灣每年有3萬人在洗腎，每年新增6000人，盛行率是每100萬人口中約140人洗腎，新增加病人發生率是每100萬人口有260人。

黃尚志指出，台灣腎衰竭盛行率僅次於日本，發生率則僅次於美國，腎臟病對國人的健康威脅超乎民眾想像，尤其人口趨於老化，2到3成的糖尿病患到老年會出現腎臟病，而高血壓控制不良的成年人，也容易產生腎臟病。

巴爾幹半島的流行性腎病(BEN)

巴爾幹半島的流行性腎病(Balkan endemic nephropathy)簡稱為BEN，是在1971年於巴爾幹半島的一個Sopic鄉村發現的，陸續流行在巴爾幹半島的國家，如塞爾維亞、波士尼亞、克羅西亞、保加利亞、羅馬尼亞。

BEN與CHN非常的類似，共同病理特徵為腎小管壞死及間質細胞廣泛性的纖維化(a widespread interstitial hypocellular sclerosis and tubular atrophy)，且均有輸尿管上皮不典型增生或惡性癌變，唯一的不同只是其患病到末期腎衰竭的時間較緩慢(超過20年)，所以也有研究報導認為BEN可能與馬兜鈴酸有關，只是服用的劑量差異而已，甚至也曾從巴爾幹居民食用的麵粉中分析出馬兜鈴酸(鐵線蓮狀馬兜鈴 *Aristolochia clematitis*)，然而後來有足夠的證據證實馬兜鈴酸並非真正的兇手，而是環境發霉物質中的赭麴毒素(Ochratoxin A)所引起。

范氏症候群(Fanconi Syndrome)

范氏症候群(Fanconi Syndrome)是腎臟近端小管功能缺陷疾病，最早由Fanconi於1931年報導，曾經認為是遺傳性疾病，即幼兒發生且多為遺傳性或先天性代謝有關，後來發現繼發性范氏症候群也不少(如重金屬、馬兜鈴酸所引起)。

馬兜鈴酸事件

范氏症候群的特徵爲腎臟近曲小管酸中毒(proximal renal tubular acidosis)、低尿酸血症(hypourecemia)、腎性糖尿(renal glucosuria)、胺基酸尿(aminoaciduria)、低分子蛋白尿(low molecular weight proteinuria)和因腎臟功能引起的電解質不平衡，如低鉀血症(hypokalemia)、低磷血症(hypophorphatemia)；腎臟病理特徵則爲腎小管及間質的病理損害(renal tubulointerstitial lesions)。

日本Izumotani於1993年最早報導Fanconi syndrome與CHN的關係，且懷疑可由馬兜鈴酸引起，而後Tanaka證實這些病患服食的中草藥確實含馬兜鈴酸。而後Krumme、Lee、楊松昇等亦報導馬兜鈴酸引起范氏症候群的病例；而重金屬亦可引起范氏症候群及間質性腎炎。

范氏症候群發病機轉並不十分清楚，Gregory報導是由於腎小管上皮細胞ATP生成不足使鈉離子的運轉不足，導致近曲小管機轉失常，使尿中流失過多的胺基酸、糖、磷酸鹽、碳酸氫鹽、尿酸、低分子蛋白等，進而導致代謝性酸中毒伴隨低鉀血症、低磷血症；表現爲多飲、多尿、煩渴。

綜合以上所述，得知CHN病患中可能會表現出范氏症候群的症狀，病理呈現腎小管變性或萎縮，但范氏症候群則可由很多原因造成，不可完全歸咎於馬兜鈴酸。

馬兜鈴酸引起腎臟損害的三種型態

根據馬兜鈴酸引起的腎臟損害，其臨床及病理表現，可分爲三種型態：

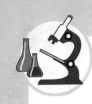

1. 急性型：常在短期內(甚至一次)大量服用含馬兜鈴酸藥物後發生症狀。臨床表現為急性腎衰竭，病理呈現急性腎小管壞死。

2. 腎小管功能障礙型：間斷小量服用含馬兜鈴酸藥物後數月發生症狀。臨床表現為腎小管酸中毒和(或)Fanconi綜合証，病理呈現腎小管變性或萎縮。

3. 慢性型：持續或間斷小量服用含馬兜鈴酸藥物後發生症狀。臨床表現為慢性進行腎衰竭，病理呈現腎間質細胞纖維化。部分病人可伴有主動脈瓣膜病變，及輸尿管、膀胱細胞發生惡性癌變。

馬兜鈴酸引起的腎臟損害：馬兜鈴酸腎病(AAN)

含馬兜鈴酸的中草藥可引起腎損害已有足夠證據證實，其引起的急性腎衰竭病例是由吳松寒於1964年最先報導，由服用大劑量木通煎劑引起；慢性進行性腎衰竭病例卻為比利時學者1993年最早報告，係服用含廣防己的減肥藥造成。國外常將此病稱為中草藥腎病(Chinese herbs nephropathy)，然而，這種命名顯然不妥當，會引起人們對中草藥會引起腎病的疑慮，許多學者便建議將其稱為馬兜鈴酸腎病(aristolochic acid nephropathy)簡稱為AAN，畢竟，真正造成腎損害的是馬兜鈴酸藥材，而非所有的中草藥。

馬兜鈴酸事件

檢驗方法

含馬兜鈴酸藥材的檢驗，主要是認識這類藥材，並且區別同名異物，以避免因為基原弄不清楚而誤用。以衛生署列管禁用的五種中藥，關木通、廣防己、青木香、天仙藤、馬兜鈴而言。今天會發生馬兜鈴酸的事件，是因誤用中藥材所致。龍膽瀉肝湯，其實它是一個很有效的清肝膽、瀉溼熱的方劑，問題出在裡面的「木通」。

木通，同名異物有三種：

1. 關木通，屬馬兜鈴科植物，含有馬兜鈴酸；

2. 川木通，屬毛茛科植物，不含馬兜鈴酸；

3. 白木通，屬木通科植物，不含馬兜鈴酸。

大陸同仁堂成藥「龍膽瀉肝丸」造成洗腎的案件，就是誤用含馬兜鈴酸的關木通所致，因此中國大陸禁用「關木通」並要求以「木通」換置，(一說是木通科的木通)。

有此一說，在1980年代初期，中國大陸地區因木通短缺，以訛傳訛，遂以關木通代替了木通。早期木通都產於四川，稱為川木通(屬毛茛科的植物)；而關木通(屬馬兜鈴科植物)產於東北，兩種藥材的外觀近似。

防己，同名異物有兩種：

1. 廣防己，為馬兜鈴科多年生藤本植物廣防己的根，又稱木防己，含馬兜鈴酸，產於廣東、廣西等地。

2. 漢防己，為防己科多年生藤本植物粉防己的根，因性質虛軟、切片容易粉碎成寸斷，故又稱粉防己。因早期產於漢中，故名漢防己。現產於浙江、安徽等地，不含馬兜鈴酸。

台灣藥店以往常備品防己，為廣防己；含有馬兜鈴酸。本草用方研究指出：藏器曰，出漢中，根大而虛，通心有花紋色黃者，為漢防己；生他處，清白而軟，有黑點、有腥氣者，名為木防己。治水用漢防己；治風用木防己。

青木香、天仙藤、馬兜鈴。三者在同一植物上，為馬兜鈴科多年生蔓草植物，馬兜鈴的果實，外形像馬的兜鈴而命名，主產於遼寧、湖北等地；帶葉的莖藤部份稱為天仙藤；根部入藥則稱為青木香，三者都含有馬兜鈴酸。

另外，在台灣使用的藥材「馬兜鈴」，其實是偽品，即台灣百合(或稱高砂百合)的種子，稱為本兜鈴，乃百合科植物，不含馬兜鈴酸。而台灣中草藥使用的天仙藤，經許鴻源博士調查，確定為台灣馬兜鈴的莖(屬馬兜鈴科植物)，民間用于治療毒蛇咬傷。青木香性味苦寒，功效行氣止痛，清熱解毒，與常用中藥「木香」完全不同。理氣藥常用的木香，為菊科多生宿根草本植物木香的根，主產於印度(廣木香)、四川(川木香)，或雲南(雲木香)都不含馬兜鈴酸。

中藥材同名異物，造成混亂誤用，主要是基原不清。基原好比是藥材的血統，藥物認識的捷徑，先從了解基原開始。

馬兜鈴(Aristolochiae Fructus)

【來源】本品為馬兜鈴科(Aristolochiaceae)植物北馬兜鈴*Aristolochia contorta*或馬兜鈴*A. debilis* (彩圖3-1)乾燥成熟的果實。

【性狀】

★北馬兜鈴

蒴果長卵形或橢圓狀倒卵形，長3～5㎝，直徑2～3㎝，頂端平截，中央微凹，基部略尖，果柄細，長2～6㎝。表面暗綠色或黃棕色，有波狀彎曲的縱稜(背縫線)及平直的縱紋(腹縫線)各六條，兩者相間排列，由背縫線分出多數橫紋。乾燥時，果實沿腹縫線自下向上開裂成六果瓣，果柄亦分裂成六條，各果瓣互接之壁面薄膜呈淡褐色，其具多條由背面中筋出發略平行橫走而達中軸之明顯細脈，20～36個種子。種子扁平而薄，呈鈍三角形或梯形，種翅淡棕色，胚乳深褐色，橢圓至卵橢圓形，中央有略成線狀之胚，種子兩面略有不同；與果柄同向之面其胚乳之輪廓較明顯，邊緣之顏色較深，較平坦；背面之顏色與翼同，且平貼一層具粗糙微細突起之薄膜。

★馬兜鈴

蒴果與北馬兜鈴相似，但較小且較圓，長2～3.5㎝，直徑2.3～3㎝，果柄長2.5～4㎝，兩端近截平或基部鈍圓，6條背縫線縱稜較平直；具6條縱稜線，表面黃棕或棕褐色，并裂方向也自果柄開裂成6果瓣，果瓣內平疊排列多數扁平有翅的倒三角形種子，每列約30～40個種

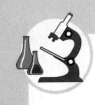

子。種子較易向背面反捲，形狀與色澤與北馬兜鈴類似，唯較小，胚乳呈心形，深褐色。

【誤用藥材】

★台灣百合

本品爲百合科(Liliaceae)植物台灣百合*Lilium formosanum* (彩圖3-2)乾燥成熟的果實。藥材稱爲本馬兜鈴。

★大百合

本品爲百合科(Liliaceae)植物大百合*Cardiocrinum giganteum* (Wall.) Makino (*Lilium giganteum* Wall.)乾燥成熟的果實。

【鑑別特徵】

★北馬兜鈴

蒴果長卵狀或橢圓狀倒卵形，種子呈鈍三角形或梯形，具種翅，胚乳橢心至卵形。

★馬兜鈴

蒴果較小而圓。種子較易向背面反捲。胚乳心形，深褐色。

★台灣百合

種子橢圓形(瓜子形)，種翅略透明，胚乳卵圓形。

★大百合

種子呈扁平鈍三角形，種翅近透明，胚乳呈半月形，深褐色。

正　品：1.北馬兜鈴種子、2.馬兜鈴種子

誤用品：3.台灣百合種子、4.大百合種子

(彩圖3-3)

防己(Fangchi Radix)

【來源】本品有使用防己科(Menispermaceae)植物粉防己 *Stephania tetrandra*，漢防己 *Sinomenium acutumn*，木防己*Cocculus trilobus* DC.之根或根莖，馬兜鈴科(Aristolochiaceae)植物廣防己 *Aristolochia fangchi*及漢中防己(異葉馬兜鈴)*A. heterophylla*之根部。

【性狀】

★廣防己

本品呈圓柱形或多少彎曲，彎曲處有橫溝，直徑約2～6cm，一般約3cm。外觀灰褐色，並覆有栓皮，栓皮粗糙多縱溝紋。有時栓皮部份或全部刮除。橫斷面爲灰白色至淺棕黃色，無粉質。具細而較密的放射紋，從髓部射出一次維管束數多，二次維管束在形成層附近成短條放射狀排列，爲灰褐色維管束與類白色髓線相間排列而成。質堅硬，不易折斷。無臭，味微苦而澀。

★粉防己

本品呈不規則圓柱形或半圓柱形，多少彎曲，彎曲處有橫溝而呈結節狀瘤塊樣，直徑約2～6cm。表面灰棕色，粗糙且多細皺，具橫向突起皮孔。刮去栓皮者，表面灰白色，較平滑。可見殘留灰褐色栓皮。質重而堅脆，易折，具粉質。橫斷面灰白色至灰黃色，有排列較稀疏的放射狀紋理，具淺棕色維管束，呈放射狀紋理。氣微，味苦。

★木防己

本品根圓柱形或近扁圓柱形彎曲，長約15 cm，直徑1～2.5 cm。表面灰褐色或黑褐色，有深陷而扭曲的溝紋，可見橫長的皮孔及支根痕。質較堅硬不易折斷。橫斷面黃白色，粉性差，皮部極薄，木部寬廣，有放射狀紋，中心無髓。

【鑑別特徵】

★廣防己

斷面(或飲片)為灰白色至淺棕灰色，無粉質，具細密放射紋從髓部射出一次維管束多，二次維管束於形成層附近成短條放射狀排例。(彩圖3-4)

★粉防己

根外皮具橫向突起皮孔。粉質，有排列稀疏的放射狀紋理。(彩圖3-5)

	廣防己	粉防己	木防己
形狀	圓柱形 彎曲處有深橫溝	長圓柱狀 有結節	圓柱狀 屈曲不直
大小	長8～15 cm 直徑1.5～4.5 cm	長10～15 cm 直徑1～3 cm	長15 cm 直徑1～2.5 cm
顏色	棕色或灰黃色	灰棕色	黑褐色
質地	質硬不易折斷。	質實體重，不易 折斷，粉質。	質硬不易折斷， 無粉質。
氣味	氣微香，味微苦 而澀。	苦	氣無，味微苦， 黃白色。
橫切	灰白色或棕色， 缺乏粉質，可見 細而較密的放射 狀紋。	圓形，皮部薄， 形成層環紋明 顯，粉質有排列 稀疏的放射狀紋 理。	無粉質，皮部極 薄，木部幾全部 木化，可見放射 狀車紋。

木通(Akebiae Caulis)

【來源】本品為木通科(Lardizabalaceae)植物五葉木通
*Akebia quinata*的乾燥木質莖部。

【性狀】莖呈直圓柱形，稍扭曲，長30～60cm，直徑約
1.2～1.8cm。表面灰棕色，粗糙，有多數不規則
裂紋，節部膨大，可見側枝斷痕。其皮部易與木
質部剝離，表皮有許多皮孔。體輕，質硬，不易
折斷，橫切面淡竭色。氣微，味微辛。

【代用藥材】

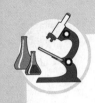

★關木通(Aristolochiae Caulis)

【來源】 本品爲馬兜鈴科(Aristolochiaceae)植物木通馬兜
鈴 *Aristolochia manshuriensis* Kom. [*Hocquartia manshuriensis* (Kom.) Nakai]的乾燥木質莖部。

【性狀】 本品呈圓柱狀，平直或稍彎曲，直徑約1～1.5cm。
外表棕灰色至棕黃色，栓皮較平滑，間或有橫向
裂縫。質輕而堅硬，折斷面裂片性。斷面可見多
數導管孔洞放射狀排列。氣微臭，味帶苦。

★川木通(Clematidis Caulis)

【來源】 本品爲毛茛科(Ranunculaceae)植物串鼻龍
Clematis gouriana Roxb. *ex* DC.或小木通*Clematis armandii* Franch. 的莖。

【性狀】 莖長圓柱形，表面棕黃色或黃褐色，有六條深縱
溝，使莖成明顯的六稜形。栓皮多以脫落，疏鬆
有裂隙。斷面黃褐色，可見六個花瓣狀的大裂
瓣，但每個大裂瓣的次生射線紋理爲二條。

【鑑別特徵】

★木通

莖表面有多數不規則裂紋及皮孔。

★關木通

栓皮較平滑，斷面見多數導管孔洞放射狀排列。(彩
圖3-6)

馬兜鈴酸事件

★川木通

　　栓皮多已脫落，表面有6條深縱溝，斷面6個花瓣狀的裂瓣。(彩圖3-7)

青木香(Aristolochiae Radix)

【來源】本品爲馬兜鈴科(Aristolochiaceae)植物青木香 *Aristolochia debilis* 的乾燥根。

【性狀】根呈圓柱形或稍扁，略彎曲，長3～10㎝，直徑0.5～1.5㎝。表面黃褐色或灰棕色，有縱皺紋及鬚根痕。質堅脆，折斷面形成層環隱約可見，皮部淡黃色，木部射線寬廣，乳白色，木質部束淡黃色，呈放射狀，導管細孔明顯，香氣特異，味苦。

【誤用藥材】

★木香(廣木香、雲木香)

【來源】本品爲菊科(Compositae)植物木香 *Aucklandia lappa* (*Saussurea lappa*)的乾燥根。

【性狀】主根，呈紡錘形或圓錐形；側根或下部的主根，多少呈圓柱形，粗根縱切後的剖片。通常長約6～20㎝，粗約1.5～6㎝。外表黃棕色，縱剖片，則內表面黃白色至淺棕色。根的表面大多較平坦，帶樹脂樣的外觀，菱形淺皺紋以及除去細根後的疤痕常可察見。少數根的上端見有凹陷的莖

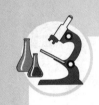

痕。質堅硬結實而重，不易折斷。破碎面不平坦。平整的切斷面現黃白色，可見暗色形成層環紋，皮部狹，木部寬廣，木質部射線呈放射狀。老根其木部中央往往腐朽或作海綿狀。氣芳香而強鬱，味頗苦。

【鑑別特徵】

★青木香

　　根呈圓柱形，略彎曲。表面黃褐色，有縱皺紋及鬚根痕。折斷面形成層環隱約可見，皮部淡黃色，木髓線寬廣，木質部束淡黃色，呈放射狀，香氣特異。

★木香(廣木香、雲木香)

　　根呈紡錘形或圓錐形。外表黃棕色，切斷面呈黃白色，木部射線呈放射狀。氣芳香強鬱。(彩圖3-8)

★飲片

　　橫切成橢圓形的薄片。切斷面淡黃棕色，形成層環暗棕色，射線色淺，導管部色深呈放射狀條紋。(彩圖3-9)

天仙藤(Aristolochiae Caulis)

【來源】本品為馬兜鈴科(Aristolochiaceae)植物馬兜鈴 *Aaristolochia debilis* 或北馬兜鈴 *Aaristolochia contorta* 的乾燥帶葉之藤莖。

之(見薄層層析圖譜B)。

鑑別：就檢品溶液與標準品溶液所現主斑點(註)之顏色及Rf值
　　　比對鑑別之。

基原：

(一)防己：(彩圖3-11)

　　1. 粉防己：防己科(Menispermaceae)植物粉防己*Stephania tetrandra*的根。

　　2. 廣防己：馬兜鈴科(Aristolochiaceae)植物廣防己*Aristolochia fangchi*。

(二)青木香：(彩圖3-12)

　　青木香：馬兜鈴科(Aristolochiaceae)植物馬兜鈴*Aristolochia debilis*的根。

(三)木通：(彩圖3-13)

　　1. 關木通：馬兜鈴科(Aristolochiaceae)植物東北木通*Aristolochia manshuriensis*的莖。

　　2. 川木通：毛茛科(Ranunculaceae)植物小木通*Clematis armandii*的莖。

(四)馬兜鈴：(彩圖3-14)

　　北馬兜鈴：馬兜鈴科(Aristolochiaceae)植物北馬兜鈴*Aristolochia contorta*的乾燥成熟果實。

高效液相層析法

★高效液相層析儀，連接光二極體檢測器。

★管柱爲C18逆相層析管柱。

★移動相爲乙睛/2％醋酸水溶液(45：55, v/v)。

★流速爲0.8 mL/min。

★檢測波長爲395 nm。

馬兜鈴酸事件

馬兜鈴酸總體檢

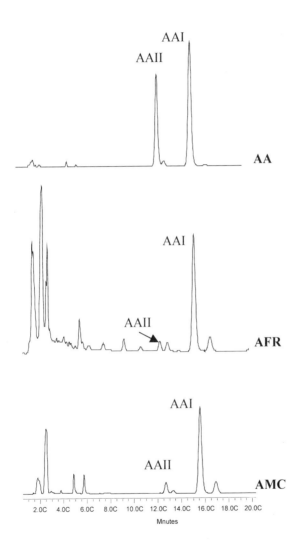

馬兜鈴酸(AA)、防己(AFR)、關木通(AMC)的
高效液相層析圖譜

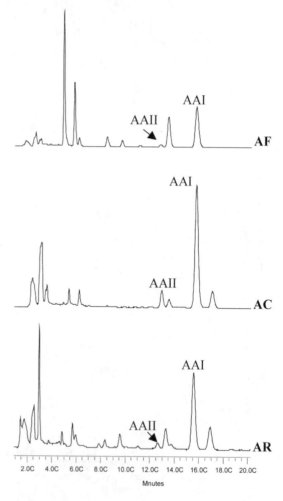

馬兜鈴(AF)、天仙藤(AC)、青木香(AR)的
高效液相層析圖譜

細辛中藥材及其製劑的管理與檢驗

民國93年2月公告細辛中藥材及其製劑之相關管理規定，公告事項：

一、細辛中藥材

(一)藥用部位由全草改用根部，並依本公告之檢驗規格及方法檢驗合格後，始得供製造及調劑。

(二)上開檢驗規格及方法，係參照日本藥局方第十四版訂定。

二、含細辛製劑

(一)濃縮製劑：製程以水煎煮方式製造；成品依廠內既定之HPLC檢驗方法檢驗合格後，始得販售。

(二)傳統製劑(丸、散、膏、丹)、內服及外用液劑：細辛原料藥材應經水煎煮，或採用單味濃縮細辛製劑，與其他原料藥材合併製造；成品依廠內既定之HPLC檢驗方法檢驗合格後，始得販售。

(三)藥品許可證「藥品類別」項，維持原核准內容。

(四)廠內既定之成品檢驗規格應留廠備查，俟該藥品許可證有效期間屆滿，申請展延時併送其成品檢驗規格及成績書二份到本署中醫藥委員會核備。

三、含細辛之市售產品經檢出含馬兜鈴酸者，應依藥事法相關規定論處。

結語

★馬兜鈴酸是一種很強的腎毒性致癌物質已毫無疑慮。

★世界各地如此大規模的CHN病例不太可能是單獨由馬兜鈴酸所引起的，一定還有未經證實的毒素參與其中(如赭麴毒素Ochratoxin A，重金屬污染等)。

★長期使用雞尾酒療法的減肥藥(含食慾抑制劑，如fenfluramine及diethylpropion；利尿劑；通便劑)，若再因禁食或飢餓，將使泌尿系統將相當脆弱，若再接觸到任何腎毒性物質(不論是馬兜鈴酸、Ochratoxin A、重金屬等等)都會有腎衰竭的情況發生。

馬兜鈴酸事件

臭味相投

　　衛生署禁用含馬兜鈴酸製劑，但馬兜鈴科植物在從事蝴蝶復育人士眼中是復育一寶，因為馬兜鈴是多種蝴蝶幼蟲的寄主植物，是成長主要食源。馬兜鈴蝶寶寶愛吃 保育人士盼勿大肆砍除。

　　以馬兜鈴為食物的毛毛蟲，因為其體內積聚著毒素「馬兜鈴酸」，鳥類等捕食性天敵對它們敬而遠之，這類蝴蝶飛行緩慢，舞姿十分優雅，一付有恃無恐的樣子，這類蝴蝶的顏色都十分鮮艷，是一種警戒色。

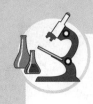

馬兜鈴酸事件

PART 4

你不可不知的中藥藥害

中草藥毒理

有毒植物介紹

中草藥中毒事件

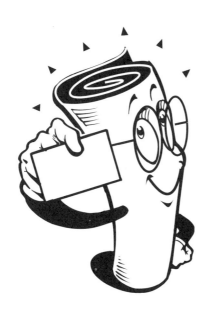

PART 4　你不可不知的中藥藥害

中草藥毒理

　　傳統上，民眾普遍認爲中藥溫和無毒，即使大量或長期服用也無礙，再加上對中藥的藥性及分類認識不深，因此很容易發生服用中藥後而引發不良反應。

　　其實，在許多藥典裡對中藥毒性早有敘述。例如，神農本草經將其所收載之藥物依其藥性分爲五味，但同時也將中藥依其毒性之大小分爲上、中、下品三類。其中，下品則爲多毒之藥物，使用時則必須注意，即所謂『若用毒藥療病，先起黍粟，病去即止，不去倍之，不去十之，取去爲度』。然而服用上品藥物時，例如人參，若不注意劑量亦可能造成中毒的現象。可見『劑量』的觀念在避免因使用藥物時發生中毒現象是非常重要的。

　　除了劑量的關係，藥材選用不當，如誤用異品、品種不純，製備不當，如炮製不妥，也是造成中藥中毒的主要原因。另外，配伍不合理時亦可引起中毒，本草綱目裡便有所謂十八反，指出有些藥材不能合用或相配，不當的配伍可能會產生毒性增強的作用。

　　因此，在使用藥物時，必須非常小心。依台灣某醫院之調查，因藥物中毒而就醫的病例佔所有病人的百分之四，而中藥使用不當在藥物中毒病例中居第三位。而香港醫院的調查顯示所有病人中有千分之二是因爲中藥中毒而就醫的，榮總毒物諮詢中心的統計亦顯示中藥中毒的案件佔所有中毒案

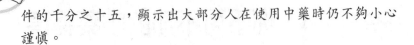

件的千分之十五，顯示出大部分人在使用中藥時仍不夠小心謹慎。

中毒原因

不當服用中藥導致中毒之原因有許多，與劑量、個體反應、食物與藥物之交互作用以及其它的因子皆有關。因服用中藥而導致中毒的原因有很多，如藥不對症、劑量過大、長期服用、誤食或濫用、配伍不妥、炮製或煎煮不妥、污染、添加西藥、混用或偽用以及個人體質等因素。

香港中文大學中藥研究中心分析已知的中藥中毒案例，歸類出中藥中毒有以下九種原因最為常見：(一)、藥材錯誤；(二)、品質低劣；(三)、劑量過高；(四)、方劑出錯；(五)、長期服用；(六)、中西藥相互影響；(七)、摻加西藥；(八)、病人誤服，和(九)、病人個別反應。

中藥材之毒性

從中藥對動物半致死劑量的大小，我們可知牛膝、當歸等是屬於無毒(LD50，>15 g/Kg)，烏頭、木通等則稍具毒性(LD50，0.5~5 g/Kg)，而蟾蜍、紫草等則為劇毒(LD50，5~50 mg/Kg)。除了造成急毒性外，許多中藥或其主成分也被證實會造成不同程度之器官毒性，例如麻黃、育亨賓、附子會導致心血管疾病，肉荳蔻會影響腸胃道及神經系統之功能，pyrrolizidine類生物鹼會造成肝臟、肺部等傷害甚至於導致癌症。另外，亦有實驗指出附子、細辛、川貝、石蓮子可能具有基因毒性。除了不同藥材會造成程度不等之毒性外，不同產地的藥材亦有可能具有不同之毒性，例如，雲南附片較之

馬兜鈴酸事件

四川附片毒性大18倍以上，以服用四川附片的劑量觀念來服用雲南附片，很可能發生中毒。

炮製之影響

中藥之炮製在中藥的使用扮演著非常重要的角色，除了增加療效、改變藥性、清潔與矯味之作用外，更有減輕毒性及副作用之功能。由於附子之炮製不妥所造成的中毒事件經常發生，主要是附子在加熱後烏頭鹼水解為烏頭次鹼及烏頭原鹼，毒性才會降低，因此服用未炮製之附子很容易發生中毒之意外。其他如，生半夏需用生薑炮製以降低對咽喉的刺激，常山則在用酒炒後可以去除催吐之副作用

配伍及使用禁忌

中藥的使用，除了要對症下藥外，還有許多使用的禁忌必須遵守。例如，懷孕中忌用大黃、枳實、附子、半夏等，而嬰兒應當禁用巴豆、斑蝥、麝香等毒性較強之藥物。近來亦有些報導指出，孕婦需盡量避免使用含有秋水仙素及植物荷爾蒙之藥物。許多藥典將中藥材分為寒、涼、溫、熱四氣，而人的體質亦有寒冷、實熱、虛熱之分，因此在選用藥材時亦必須注意藥物與體質的相配性。

調配中藥方劑時，藥材的配伍扮演著非常重要的角色，不當的配伍不僅會造成藥效的降低(相畏)甚至於造成毒性(相反)，如神農本草經所記載之十八反及十九畏。除了中藥材本身之間配伍的問題外，中藥與西藥和食物之間的交互作用也會導致一些不良反應。服用含有naringin(枳實、枳殼、枸橘、陳皮等)的中藥或食物(葡萄柚)會抑制藥物代謝酵素，而導致

因服用離子通道阻斷劑、降血脂、鎮靜、過敏等藥物而引起的不良反應。使用毛地黃時，如果同時服用含有強心配醣體的中藥或甘草(引起低鉀)，則有可能因藥效作用的加強而導致中毒。

因誤食、誤用、混用而導致中毒

藥材的誤用或混用主要是因名字或型態相近所引起。例如最近歐洲地區發生許多因食用減肥劑而導致腎臟衰竭的病例，其中便有因商人將減肥劑裏的粉防己(防己科)以廣防己(馬兜鈴科)取代所造成的。現已知馬兜鈴科植物所含的馬兜鈴酸會造成腎臟的傷害甚至可能導致癌症的發生，因此已有許多國家，例如美國、加拿大、澳大利亞、德國等已禁止含有此成分之商品的使用與進口。而此誤用或混用之狀況在台灣亦常見，依衛生署之報導，抽查市售28件防己藥材結果顯示，27件為廣防己，僅1件為粉防己。另外，在香港亦發生因將八角蓮誤用為龍膽草而造成神經及腦病變的案例。除此之外，亦有些不肖商人常藉由修飾偽品外表取代真品，不知情的醫師或民眾則可能因為誤用藥材而造成傷害。另外，由於對藥物認識不清或未依使用注意事項服用或因為道聽塗說或聽信一些沒有學理根據的『秘方』，而濫用一些不知的藥草而造成中毒的事件，也時有所聞。

污染及摻加西藥

因藥材的污染或刻意加入西藥而造成中毒之狀況，也是須要注意。在藥材污染方面，由於中藥製劑使用之藥材大多來自動、植、礦三界的天然物，不像西藥由純品所製成，其

馬兜鈴酸事件

中動、植物富含營養源，其製程又未經加熱處理，因此易受微生物污染，如大腸桿菌、仙人掌桿菌、金黃色葡萄球菌及沙門氏菌等。而含有礦物類中藥若不能完全去除其共存重金屬，則會造成重金屬污染，常見的有鉛、鎘、砷、汞等。如八寶粉中曾因含鉛過多而導致中毒事件的發生。有許多不肖商人在成藥裡加入西藥以加強藥性，然而這些常用的西藥會產生許多不良反應或副作用，依藥物食品檢驗局的調查，經常檢出西藥成分如hydrochlorothiazide(潮紅、搔癢、脫色斑)、caffeine(興奮、神經質、失眠、嘔吐、下痢)、diazepam(思眠、身體搖晃、口渴、血壓下降、頭痛、胸悶)、acetaminophen(變性血紅素症、溶血性貧血、白血球缺乏症、黃疸、心肌抑制)等。除了上述幾種西藥，經常被加在中藥中的西藥還有thiamine、piroxicam、indomethacin、chlorxazone、ethoxybenzamide、mefenamic acid等。

中毒預防

　　中藥之有毒或無毒，除根據藥物本身之特性之外，往往與其用法是否洽當有關係，用之得當，即使汞、砒霜皆可療疾；用之不當，糖、鹽亦可致病。現代毒理學家對毒的定義則為「所有的物質都是毒，取決於它的劑量大小」。因此，同一中藥，或為有毒、或為無毒，都不是絕對的。

　　事實上，與服用藥品或食品一樣，預防中藥中毒最基本的方法是民眾要加強對中藥的認知。根據調查顯示，大多數中藥中毒事件皆因沒有毒性概念所導致。中藥管理制度的建立以及相關法規的制定，皆可保護民眾降低中藥中毒的發生。如劇毒藥品應有法律規範保存與販賣。從事中藥工作人

員應具備相關專業知識的認可，如領有職照者始能販賣中藥，並應主動向購藥者(患者)介紹及教育其正確用法及注意事項。此外，藥商亦應規定註明中藥產品內所含成份，並對於確實含有的毒性成分及含量加以說明（如止痛單的烏頭、久轉回龍單之馬錢子），以便瞭解其運用以及萬一中毒時的適時解救。

在民眾方面，除了應在合法的中藥店購買藥品以及避免食用來路不明之藥材之外，也應留意各項資訊加強對中藥的瞭解。若能具備基本的中藥炮製以及配伍觀念，依循正確的方法加強療效或減輕毒性，更能確保用藥安全。中藥經炮製後藥性增強、毒性降低的例子很多，如生半夏有毒，用生薑、明礬炮製後，既能減低其毒性，又可增加其燥溼化痰、降逆止嘔的功能。中藥通過合理的配伍而減輕或消除毒藥原有之毒性者也有下列多例。例如生半夏配生薑削弱了半夏的毒性，生附子配伍乾薑、炙乾草，其目的之一，就是為了消除附子的毒性。這些都是積極防止中藥中毒的方法。

在歷年的文獻報導中，眾多的中藥中毒事件以過量服用為首，造成此類事故的原因可能與缺乏醫藥知識、罔顧醫囑、私自修改用法與用量所致。因此，病人若能明確的遵照醫囑，再加上完善的中藥管理制度與充足的中藥知識，應可避免中藥中毒的發生。

有毒植物介紹

植物可以用來作食物，也可以作為藥物，近年來興起一股自然的風潮，許多民眾即因不當使用或誤用有毒植物而使中毒案例日漸增多，例如民國83年，台大員工因誤認雷公藤為金銀花，服用後導致心因性休克而死亡。另有因服用茄科茄屬植物而引起急性抗膽鹼中毒。

植物的成分種類繁多，可用來治病，也可使人中毒甚至死亡，是一刀的兩面。民眾必須謹記「藥即是毒」，小必使用，最重要的觀念是不要長期大劑量的單獨服用某一植物，以免造成累積性中毒；同時也不可隨意摘取不明或認識不足的植物或藥草來服用。若是不幸已發生中毒，應儘速就醫，並將所使用的植物送到學術機構鑑定基原，查明中毒原因方便救治，以免造成器官永久性的傷害。

會引起中毒的植物或藥物成分種類繁多，大體上可分為下列幾種：

◎毒性蛋白

豆科和大戟科植物中含有之毒性類為一種血球凝集素，會使血液凝集，中毒時會產生嚴重腹瀉、腸絞痛，數日後有溶血徵象、紫紺、急性腎衰竭甚至死亡。常見的植物為雞母珠、蓖麻、巴豆等。

◎萜類

萜類化合物廣泛存在於植物界。倍半萜內酯類主要存在於菊科，為一種細胞毒素；雙萜酯類存在於杜鵑花科、大戟

科、瑞香科植物，具強烈皮膚刺激作用，亦爲促癌劑；三萜類化合物則會造成肝壞死而致命，例如馬纓丹。

◎強心配醣體

強心配醣體具有強心利尿作用，被用於治療心臟衰竭，但使用過量會導致嚴重之心律不整、血壓下降、昏迷。常見之植物有夾竹桃科之夾竹桃、黃花夾竹桃、海檬果、軟枝黃蟬；蘿摩科之馬利筋；玄參科之毛地黃；百合科之萬年青等。民國87年，曾有高雄市民將毛地黃誤用爲「玉山登竪杇」而導致嚴重中毒之個案發生。

◎酚類

植物界廣泛含有酚類化合物，並具有許多生理活性，但也有許多毒性極大的成分存在，例如大麻的四氫大麻酚具有致幻覺效果，爲成癮性毒品之一；魚藤的魚藤酮爲毒魚劑及殺蟲劑；金絲桃的金絲桃素會損害肝臟，並爲光敏感劑；香豆素類化合物具有抗凝血作用；八角蓮的鬼臼毒素爲強烈的細胞毒素，會引起嚴重腹瀉、昏迷等，曾有服用八角蓮粉末四公克而中毒死亡的報導。台灣民眾常使用八角蓮來治病，因此必須特別小心，劑量不可過量。

◎氰苷

氰苷的水解產物氰酸(HCN)有抑制呼吸中樞的毒性，作用機轉爲抑制細胞色素氧化酶。氰苷主要存在於薔薇科植物的種仁中，例如桃仁、杏仁、烏梅等，曾有報導指出成人服用苦杏仁五十五粒而中毒死亡。

馬兜鈴酸事件

◎三萜皂苷

含有三萜皂苷的著名植物爲黃藥子及人參。黃藥子在台灣市場被以「何首烏」的名稱來使用，報導指出使用黃藥子粉末治療甲狀腺疾患，連服四十五天，結果造成肝毒性，有一人死亡。至於人參在大劑量服用時會引起不正常出血、血壓升高、頭痛、皮膚玫瑰疹等中毒現象，曾有成人服用500毫升人參酊而死亡，新生兒服用0.3至0.6公克人參煎劑也有一人死亡的報導。

◎生物鹼

生物鹼爲植物界廣泛存在的二次代謝產物，具有強大的生理活性，亦爲植物中毒的主要成分之一。茄科植物的龍葵(市場名稱爲黑甜菜)、黃水茄、鈕扣茄(印度茄)、紅絲線、小顛茄(刺茄)、曼陀羅、大花曼陀羅(哮花)等含有的莨菪生物鹼具有中樞抗膽鹼活性，中毒時會產生口乾、潮熱、幻覺、譫語、昏迷等現象；比咯連啶生物鹼則具有強烈的肝臟毒性，民間常用的健康食品「康復力」及野生蔬菜「昭和草」都含有生物鹼，必須小心，不可長期大量服用；鴉片所含的嗎啡類生物鹼具有鎮痛作用，但會嚴重抑制呼吸中樞而致死，爲成癮性毒品海洛英的提煉原料；烏頭所含的生物鹼則具有猛毒的心臟毒性，曾導致許多死亡的案例；膽固醇類生物鹼亦有服用後死亡的案例，例如發芽的馬鈴薯、綠色未熟的番茄和龍葵(黑甜菜)果實等；菸草所含之菸鹼、檳榔所含的檳榔鹼則會造成細胞變性，爲致癌的物質。

◎刺激性物質

民間常見的酢漿草、羊蹄等植物含有高量的草酸鹽，高濃度的草酸鹽會刺激胃腸，並會造成腎衰竭；天南星科的姑婆芋、蒟蒻所含的刺激物質會麻痺咽喉、抑制呼吸；民間俗稱「土川七」的虎杖則會刺激胃腸造成腹瀉，並會損害肝臟，具有肝毒性。

如果以植物中毒產生之臨床症狀可分為下列幾種：

◎致心肌纖維顫動植物毒素

如毛地黃之lanatoside、玉竹之convallamarin、黃花夾竹桃之cerberin、neriifolin、peruvoside、odoroside、鈴蘭之convallatoxin、馬利筋之calotropin、萬年青之rhodexin、海檬果之cerberoside、側金盞花之adonidin等。此類似毛地黃素產生毒性乃藉由抑制心肌細胞Na^+-K^+-ATPase酵素，使得胞內之鈉與鈣濃度增高導致電解質不平衡與電位異常興奮，中毒時可造成嘔吐、異常視覺、心臟傳導阻礙、心室性心律不整等，嚴重時甚至心肌纖維顫動可造成死亡。

◎致缺氧性植物毒素

如樹薯、杏仁、亞麻、蘇鐵、桃、櫻桃、李、梅子、枇杷等果實之核仁，尤其是生品。如苦杏仁含苦杏仁苷(amygdalin)3%，兒童誤食10-180粒可引起中毒；一般市售之甜杏仁含苦杏仁苷約0.11%。杏仁、桃仁、白果等氰化物產生毒性乃藉由強烈地與鐵離子結合，以防止還原成與細胞色素氧化酵素之電子傳遞系統有關的亞鐵離子型式。電子從細胞色素轉移到氧分子受到阻礙，接著ATP的產生被抑制，而迫使細胞藉無氧代謝產生能量。如在所有缺氧案例中，無氧性糖

馬兜鈴酸事件

解作用只能產生少量的ATP和大量的乳酸。因此氰化物中毒的受害者顯示缺氧的病徵與症狀，類似一氧化碳中毒。中樞神經系統功能異常可引起意識喪失及呼吸停止。

◎造成皮膚炎之植物

如側柏、龍舌蘭、瓊麻、漆樹、銀杏果、黃金葛、福祿桐、小葉黃楊、金露花、咬人貓、咬人狗、豬草、蚌蘭、紫錦草、紫錦木、聖誕紅、白千層、紫茉莉、垂柳等。此等植物含有長鏈脂酚類(如漆樹之urushiols，銀杏果之ginkgol、ginkgolic acid，雞腰果之anacardic acid、cardanols、cardols)可造成皮膚紅疹、疼痛、腫脹，嚴重時可致潰瘍、水皰或全身性紅疹、多形性紅斑。

◎含抗乙醯膽鹼作用之植物

如大花曼陀羅、紅花曼陀羅、馬纓丹等之針狀圓形果實種子(毒性最強部位)。服用此種植物雖可治療氣喘，但因服食量甚難評估，常會過量而造成口乾、瞳孔擴大、幻覺、心搏加速、血壓升高、便秘、小便困難、皮膚乾等症狀；嚴重時並可導致心室性心律不整、發燒或精神病症、乃至昏迷。

◎造成腸胃症狀之植物

如短果苦瓜、油桐、石栗、巴豆、麒麟花、龍骨木、綠珊、蓖麻、日本女貞、仙客來、海綠等(其中多種植物常含有兩種以上之毒性，如兼具腸胃與皮膚症狀)。中毒時可造成嘔吐、腹瀉、腹痛、腸胃出血等症狀。

◎具乙醯膽鹼作用之植物

如夜香木、金盃藤、刺茄、龍葵、玉珊瑚、懸星花、馬鈴薯等，產生症狀與抗乙醯膽鹼者相反(其呈現之特徵為流口水、流鼻涕、流尿、複視、腹瀉與嘔吐)；但因此類植物常同時含有抗乙醯膽鹼者之毒素，因此症狀並不一定必然是乙醯膽鹼之作用。如八角蓮、雞母珠、雷公藤、魚藤精、烏頭、煙草等亦各有不同之毒性，如八角蓮可產生神經毒性，雞母珠可導致腸胃症狀、抽搐、昏迷等，而魚藤精則可抑制呼吸鏈，而產生酸中毒、休克等毒性。

◎有毒蕈類之誤食

真菌在自然界中至少有5,000種。大多數的真菌產生有性或無性孢子，藉空氣、水流、昆蟲等因素傳播，所以真菌也是世界上分佈最廣的一群生物。依營養類型，可以概括分為三大類：腐生性真菌，寄生性真菌和共生性真菌。若依環境來分，可將真菌分為十一種，不過最重要的是土生菌、木生菌和蟲生菌。

臺灣之有毒蕈類一般毒性並不強，主要以腸胃症狀為主；中毒之個案大多數皆以腸胃症狀為主，如綠孢環柄菇，少部份則有副交感神經興奮的症狀及神經精神症狀，民國85年桃園平鎮的居民曾誤採此毒蕈而造成中毒。

蕈類中毒之臨床症狀可分為八大類

Cyclopeptides類中毒，占所有毒蕈類致死之95%，六至二十四小時產生腹痛、嘔吐、腹瀉；而後產生黃疸、腎衰竭、抽搐、昏迷乃至死亡。

Gyromitrin類中毒，六至十二小時產生嘔吐、腹瀉、血便；嚴重時可致抽搐、昏迷及死亡。

Orelline類中毒，爲腎毒素，一般在服食Cortinarius species後36小時產生胃炎、厭食、頭痛、畏寒、口渴、肌肉酸痛及寡尿等症狀。嚴重者在3~17天內可產生急性腎衰竭。

Muscarine 類中毒，爲神經性毒素，半小時至二小時生產生乙醯膽鹼作用；Muscarine可刺激副交感神經產生瞳孔縮小、視力模糊、分泌物增加、胃腸蠕動加快、下痢、腹痛、心搏變緩、冒汗。症狀一般在15分~1小時出現，嚴重者可導致氣管痙縮、哮喘和休克等。

Coprine類中毒，爲神經性毒素，與酒併服會產生酒醉般臉潮紅、手腫脹、金屬味呼吸、心搏加速、血壓降低、嘔吐、腹瀉、冒汗，一般約三十分鐘產生。

Ibotenic acid類中毒，爲神經興奮性毒素，半小時至二小時產生中樞興奮、步態不穩、幻覺、昏迷、肌肉抽搐。以Psilocybe爲主之蕈類，又稱魔菇(magic mushroom)爲具迷幻作用之蕈類，其藥理作用與迷幻藥LSD類似。症狀以交感神經興奮與迷幻作用爲主。一般在30 ~60分鐘後產生，瞳孔擴大、視力模糊、視覺過敏導致產生視錯覺或幻覺，心跳加速、血壓升高、步態不穩、神智不清、躁動具攻擊性。

胃腸道毒素Gastrointestinal toxins，常僅造成腸胃不適，症狀在服食後1~6小時內發生嘔吐、噁心、腹痛、水瀉甚至發燒、血便和脫水等現象；嚴重時可致休克。

由於中毒者，絕大多數乃是因服食野生草類所致，所以對於來路不明的草類，應避免食用。另外，由於有毒草類並不一定色彩鮮豔，所以也不可僅憑顏色是否鮮豔，即判斷草類是否有毒。至於僅依以往的經驗，而判斷草類的毒性有毒，則因不同草類間，外貌可能相似，更是要不得的觀念。

部分有毒植物也是藥用植物，有些有毒植物還是庭園常見的觀賞植物。在山野自生的有毒植物也是非常的多。在演化的過程中許多生物都會發展出獨特的自我保護機制，例如竹節蟲、枯葉蝶，即是利用擬態及保護色來逃過敵人的侵害，有的會以「含毒」來保護自己。除了動物之外，植物也含毒，人類因吃錯東西的故事，經常發生，在報章雜誌上也經常報導，例如：誤食海檬果而中毒、用夾竹桃樹枝當筷子吃飯而中毒、…等的例子非常多。有毒植物其實並不可怕，只要我們瞭解它們的特性，避免誤食、誤觸，就可以欣賞它們的優點，彼此相安無事。「天生我材必有用」這是古諺所說的一句話，有毒植物絕對不是人類的敵人，每一種有毒植物都有它特別的用途，或可入藥、或可觀賞、或在生態上扮演某一種重要的角色。即使放在冰箱、貯物間、廚房等處所，預備拿來生吃或做料理的植物部分器官，都可能隱含著毒質，因此大家千萬不可掉以輕心。

蔬菜中發芽的馬鈴薯和未成熟的蠶豆都帶有毒性，切莫誤食；高粱、玉米、小麥等糧食作物，它們的幼苗期在莖葉中常含有氫氰酸，家畜大量嚼食，便可能中毒；水果中的枇杷、蘋果、櫻桃、梅、李、梨等薔薇科植物，其種仁、花芽或樹皮等也含有毒性，如吃完果肉後，還意猶未盡的連種子也一起咬碎吞下去，就可能惹麻煩。

馬兜鈴酸事件

　　藥物和毒物有時很難區分，例如蛇毒和砒霜在極少量的情況下是藥物，但稍過量立即成害人的毒物。同樣的，有毒植物和藥用植物也很難區分，因此在使用各種藥用植物來治病救人時，一定要經由醫師或有經驗者的指示，絕對不可以自己去採來後便隨意服用。

　　「有毒植物」並不是植物學上的專有名詞，它只是廣泛的指出對人類或家禽、家畜等會造成種種傷害的植物。至於要傷害到什麼程度，其認定標準往往因人而異；所以有毒植物的總數，不僅因人的認定而有不同，也會因科學知識的發展而有所增減。

　　現在大多數人認為，有毒植物較合理的定義應該是：古今中外具有中毒實例，或者經由實驗證明，會因飲食、接觸或其他方式，造成人類、禽畜或其他高等動物(脊椎動物)死亡，或某些組織、器官等暫時性乃至長期性傷害的植物。

臺灣有毒植物的地理分布及種類

　　有毒植物大都分布在熱帶雨林區和亞熱帶的常綠闊葉樹林內。臺灣地處熱帶與亞熱帶的交會處，境內又有多數高山，故植物帶延伸到暖溫帶、溫帶及亞寒帶；而平地除了低海拔的自生種類外，更引進了幾千種外來的觀賞或藥用植物，這些外來植物常因水土相宜而歸化在全國各角落，因此總結來說，臺灣的有毒植物主要分布在海邊、庭園、平野及低海拔地區，中、高海拔山地反而較少。這樣的地理分布，自然增加了人們和禽畜的中毒機會，因此大家有必要在教育和防範上多用點心。

有毒植物主要集中在毛茛科、大戟科、天南星科、夾竹桃科、茄科、漆樹科、罌粟科、蘿藦科、商陸科、百合科、石蒜科、豆科、馬桑科和杜鵑花科中，大家在接觸到這些家族的成員時，一定要特別提高警覺。另外，菊科、芸香科、繖形科、百部科、防己科、馬錢科、瑞香科及木蘭科等家族的少數種類，也常帶有毒性，平常在利用或碰觸它們時，也要保持一點戒心。

◎中毒者是怎麼中毒的？

臺灣的有毒植物可以說隨處可見，民間有許多人又有採集各種植物入藥的習慣，因此「毒從口入」的情況比較常見；此外，因接觸有毒部位而造成皮膚及至其他器官中毒的實例，也不能算少。以下就將人畜的中毒途徑歸納為六種，請大家多注意防範。

一、因食用或藥用而中毒：

眾所周知的人參、銀杏、杏仁及肉桂等，原本是補品或藥膳材料，但是如果一次吃太多，就可能中毒。另外，以毛地黃、烏頭、雷公藤、商陸等入藥，要是使用過量，也會有中毒的危險。

二、因誤食而中毒：

幼兒好動、好玩又好奇，所以誤食室內觀葉植物或大戟類植物的乳汁，是常有的事；而大人也可能將粗大的商陸根當作人參或當歸等，或將紅花八角的果實當作食用八角滷肉吃，因而造成中毒現象。

三、因間接食用而中毒：

　　蜜蜂如果吸食杜鵑花或雷公藤等有毒植物的花蜜後，我們再去吃這些花蜜所釀成的蜂蜜，就可能中毒；用夾竹桃樹枝當筷子吃飯，或用有毒的烏　木材當砧板切肉吃，或以有毒植物的枝葉當柴火烤東西吃，都可能間接中毒。

四、因吸入而中毒：

　　某些植物(如豬草、松、杉及澤蘭類植物)的花粉常造成人畜呼吸道的不適(打噴嚏、流鼻涕等)，嚴重時，甚至會死亡。另外，大麻、嗎啡、鴉片、曼陀羅等植物的莖葉或加工品，在點燃而吸食其氣體後，也會引發中毒症狀。

五、因接觸而中毒：

　　蕁麻科、大戟科、漆樹科、天南星科、菊科等家族的許多成員，其汁液或纖毛等碰觸到人畜的皮膚，往往會造成紅腫、發癢甚至潰爛等現象；而商陸、馬桑、魚藤、雞母珠等的有毒部位，在加工或其他狀況下，也會因接觸而中毒。

六、因刻意食用而中毒：

　　一些厭世或想不開的人，會以吞食有毒植物來自殺，這些植物包括蕗藤、魚藤、夾竹桃、雞母珠、巴豆、馬桑、雷公藤等。當然這種做法是必須加以防範、制止的。

如果依照有毒植物的有毒部位來分類的話，可分為下列幾種：

◎根部及地下莖有毒植物

　　有不少植物的有毒物質大量集中在粗大的根部或鱗莖、塊莖、球莖等地面下的器官中，它們的外形有的像人參、當歸、芋頭、大蒜，有的則像生薑、荸薺或番薯等，如果在栽培的過程中有所疏忽，例如將水仙花的鱗莖冷藏在冰箱中，一段時間後，水仙鱗莖有可能被不知情的家人當成大蒜或洋蔥，一旦誤食，就會有嘔吐、腹瀉、冒冷汗、昏睡、虛弱等中毒現象，嚴重時甚至會發生痙攣、麻痺等而有生命危險，因此必須小心防範。

　　根部有毒的植物較常見的有紫茉莉、洋商陸、臺灣烏頭、木防己、蝶豆、蕗藤、烏面馬、大翠雀花、百部等。它們有些是藥草，如果使用不慎而服食過量，就有中毒的可能。

　　地下莖包括匍匐狀的根莖、球狀的球莖、塊狀的塊莖，以及由鱗葉組成的鱗莖等。根莖有毒的植物有葉形奇特的八角蓮，花朵美妙的鳶尾，花兒小巧如鈴鐺的鈴蘭，花瓣會向上翻卷的嘉蘭，葉子和花都很奇特的七葉一枝花，葉子頗具觀賞價值的萬年青、彩葉芋等。它們當中有些是觀賞植物，有些是藥草，跟人們接觸的機會很多，因此中毒的機率自然也不低，應多加留意。

　　球莖有毒的植物有野外常見的油跋，許多人愛吃的芋頭(削皮時手會發癢)，漂亮的唐菖蒲(也叫劍蘭)，盆花女王-仙客來等；塊莖有毒的植物主要是發芽的馬鈴薯；鱗莖有毒的植物就很多了，大家所熟知的水仙花、孤挺花、金花石蒜、石蒜、蔥蘭、韭蘭、文珠蘭、蟹蟹花、火球花、風信子等，都是廣受喜愛的觀賞花卉，它們的鱗莖常在開過花後被掘起來風乾、冷藏，無形中增加不少中毒機會，平常在栽種它們

時，請多加留意。

◎莖葉有毒植物

莖葉有毒植物指的是有毒物質集中在莖、葉部位的植物，它們有的是蕨類植物，有的是室內、庭園中常見的觀葉植物，有的是山林中的野生植物，有的是莖葉長滿燉毛或乳汁的植物，這些莖葉充滿毒質的植物當然不能隨意去碰觸，也不能食用。

在室內植物中，人人都知道的黃金葛、黛粉葉、蔓綠絨、粗肋草、龜背芋等，它們的莖葉所流出來的汁液都帶有毒性，皮膚敏感的人誤觸汁液，就可能引起紅腫、發癢、起疹子等，應多加小心。室外的觀葉植物如蚌蘭、紫錦草、紫錦木、變葉木、綠珊瑚、珊瑚油桐等，其汁液或乳汁同樣帶有毒性，應避免碰觸，並防範幼兒舔食。

另外，漂亮的聖誕紅、猩猩草、麒麟花等，其乳汁也都是不好惹的，因此在修剪枝條的時候，切莫去碰觸它們的乳汁。而常被種成盆景的臺灣馬醉木，也是莖葉有毒的植物。

有纖毛的咬人貓、咬人狗和蠍子草，一看就知道會傷人，一旦被它們「咬到」，少不了一陣灼痛、奇癢，而且持續好幾個鐘頭到一、兩天，所以在山林中行走時，不要隨意攀折路邊的草木，就可避免被咬。

◎花朵有毒的植物

花朵有毒指的是花序或整朵花都帶有毒性，或是雄蕊散放出來的花粉會造成呼吸道的過敏反應。花序或整朵花有毒

的植物有海芋、曼陀羅屬植物(常見的有四、五種)、鳳凰木、杜鵑花、觀賞金針、夜香木、芫花、南燭等；花粉帶有刺激性毒素的種類有豬草、白千層及松、杉等樹木。

過去十幾年來，曼陀羅屬植物的花是臺灣植物中毒裡發生率最高的，因爲有些人將它們的花當成百合花吃，眞是不可思議！它們除了花形像百合之外，株形和葉子都跟百合相差很遠哪！

◎果實和種子有毒的植物

果實和種子有毒的植物情況比較特別，它們含有毒質的部分只集中在果實或種子中，不過也有部分種類是果實和種子均含毒素，所以最好光看看、摸摸就好，不要碰觸到嘴巴，也不要去敲碎它們，以免有毒物質跑到眼睛裡。

臺灣山區廣泛分布的臺灣馬桑；瓜類植物中的雙輪瓜、香瓜(瓜蒂附近)、短果苦瓜；山林中野生的紅花八角和白花八角；校園中常見的叢立孔雀椰子；茄科家族中的刺茄、龍葵、玉珊瑚，以及觀賞花木中的金露花、馬纓丹等，都是果實有毒的植物。

葉形奇特、生長緩慢的銀杏；庭園中十分常見的蘇鐵(鐵樹)、使君子；牽牛花類植物；油桐類植物；可以當瀉藥的巴豆、蓖麻；豆科家族中的雞母珠、相思樹、鳳凰木、孔雀豆(相思豆)、大葉合歡、刺桐、紫藤等成員；薔薇科的梅、枇杷；茄科的曼陀羅、白英，以及低海拔山區與鄉間相當常見的楝樹等，都是種子有毒的植物。平常有機會跟它們接觸時，請提高警覺。

◎全株有毒的植物

全株有毒的植物可以說是最可怕的植物蛇蠍，它們全身無處不毒，甚至連乾燥的枝葉燃燒後所產生的煙霧，都會讓人吸入後昏倒；而它們身上的乳汁、樹液等，也不可讓肌膚直接碰觸，否則必定難過好幾天，眞是可怕！

全株有毒的植物往往是整個家族的，例如夾竹桃科、漆樹科、蘿摩科等，這些家族的成員幾乎無一不毒，而且毒得徹底，所以碰到漆樹、夾竹桃、海檬果、馬利筋等該等家族的成員時，最好遠觀就好，以免遭殃。

另外，某些蕨類植物、潮濕田野常見的半邊蓮、隨處可見的藿香薊、美豔無比的洋繡球和毛地黃、葉子會變色的三白草等，也都是全株有毒的植物，不過這些種類毒性沒那麼可怕，摸摸無妨，只要不吃進肚子裡去就沒事。

◎急性中毒之居家處理

毒物的種類繁多，因此在中毒的處理步驟上，常會隨各種物質及暴露途徑而有不同的處理過程。

如果發現有人誤服有毒物質中毒時，請檢查患者意識是否清楚，口內及呼吸道是否通暢，如果發現口腔內有任何異物，一定要馬上移除。如果患者昏迷則需側躺送醫，以免自然嘔吐時，將嘔吐物嗆入氣管裡面。送醫時最好能把毒物(中毒藥物)一起帶往醫院，醫師將更容易快速處理。

如果患者吞食毒藥物在1個小時以內而神智清醒，宜給予催吐，催吐之方法可將手指放入患者之舌根部位，刺激咽喉

使其嘔吐；但是如果患者神智不清楚或抽筋或是吞食腐蝕性毒物(強酸、強鹼)、樟腦油、汽油碳氫化合物者，則不可催吐，因為強酸及強鹼會造成食道反覆灼傷；食入樟腦油會很快讓患者昏迷或抽筋，嘔吐時極容易讓嘔吐物嗆入氣管裡面，造成吸入性肺炎；汽油類碳氫化合物，也會造成吸入性肺炎；此外孕婦也不宜催吐，因為如果催吐，可能會因為腹部壓力上升，有流產之危機。

如果皮膚接觸有毒物質，應先脫去污染衣物，並且用大量清水或肥皂反覆沖洗 20～30 分鐘，並注意清除毛髮及指甲之殘留毒物，然後將病人送醫急救。

如果眼睛接觸有毒物質，宜用溫水由眼內往眼外沖洗20～30 分鐘，如果眼睛沖洗過後還有刺痛、紅腫、流淚及畏光等症狀時，必須送醫請眼科醫師治療。

以下列舉一些我們生活週遭栽種或常見的有毒植物，給大家有一個簡單的認識。

◎黃金葛(彩圖4-1)

天南星科多年生草本觀葉植物。

【別名】黃金藤、萬年青。

【有毒部位】汁液有毒。

【中毒症狀】誤食會造成嘴唇紅腫、腹瀉。皮膚接觸汁液會有發炎現象產生。

◎萬年青

百合科植物。

【別名】開口劍、鐵扁擔、冬不凋草。

【有毒部位】根莖。

【中毒症狀】誤食多量根莖會出現噁心、嘔吐、腹痛、腹瀉、四肢發冷、心律減慢，並逐漸昏迷，乃至心跳停止而死亡。

◎長春花(彩圖4-2)

夾竹桃科多年生草本植物。

【別名】長春花、日春花、日月草、四時春、時鐘花。

【有毒部位】全株有毒。

【中毒症狀】誤食會有細胞萎縮、白血球及血小板減少、四肢麻痺、無力等症狀產生。

◎金露花(彩圖4-3)

馬鞭草科常綠小喬木或灌木植物。

【別名】台灣連翹。

【有毒部位】果實有毒。

【中毒症狀】誤食會造成腹痛、昏睡、發燒、腹瀉、痙攣等症狀產生。

◎杜鵑花(彩圖4-4)

　　杜鵑科植物。

　　【別名】滿山紅、映山紅、躑躅。

　　【有毒部位】全株都有毒，花及葉的毒性較強。

　　【中毒症狀】誤食會造成噁心、嘔吐、血壓下降、腹瀉及
　　　　　　　　昏迷等現象產生。

◎姑婆芋(彩圖4-5)

　　天南星科多年生大型草本植物。

　　【別名】野芋、觀音蓮、山芋、海芋。

　　【有毒部位】塊莖及全株汁液有毒。

　　【中毒症狀】誤食會有口、喉、胃等灼痛甚至死亡，觸及
　　　　　　　　眼睛會劇痛。

◎白千層

　　桃金孃科常綠喬木植物。

　　【別名】相思仔、日本相思、白瓶刷子樹、剝皮樹。

　　【有毒部位】花粉。

　　【中毒症狀】敏感者吸入花粉會造成呼吸道過敏、頭痛、
　　　　　　　　打噴嚏、噁心、氣喘等症狀。

你不可不知的中藥藥害

◎洋商陸

商陸科多年生草本植物。

【別名】見腫消。

【有毒部位】全草有毒，果實及根的毒性最強。

【中毒症狀】不小心誤食會有嘔吐、口腔至胃有灼熱感，腹瀉、腹部抽筋、想睡、冒汗等。

◎苦楝樹(彩圖4-6)

楝科落葉喬木植物。

【別名】苦苓、苦苓仔、楝樹、金鈴子、翠樹。

【有毒部位】根皮及莖皮有毒，果實的毒性最強。

【中毒症狀】如果誤食會造成頭痛、嘔吐、噁心、腹痛、腹瀉、昏睡、抽搐、血壓下降、呼吸麻痺而死亡。

◎烏桕(彩圖4-7)

大戟科落葉喬木植物。

【別名】木蠟樹、椿仔、瓊仔

【有毒部位】木材、葉片及乳汁。

【中毒症狀】誤食會腹痛、腹瀉、頭昏、四肢及口舌麻木、耳鳴、發冷等，皮膚過敏者接觸乳汁會引起紅腫、糜爛等現象。

◎馬利筋(彩圖4-8)

蘿摩科一年或多年生草本植物。

【別名】金鳳花、尖尾鳳、蓮生桂子花、芳草花

【有毒部位】全株都有毒,乳汁毒性最強。

【中毒症狀】誤食乳汁會有腫脹、衰弱、發燒、脈搏加快但微弱及呼吸困難等現象產生。

◎相思樹(彩圖4-9)

豆科常綠喬木植物。

【別名】臺灣相思、相思仔、香絲樹。

【有毒部位】種子。

【中毒症狀】誤食會造成頭痛、噁心、腹痛、心跳加快,甚至死亡。

◎馬纓丹(彩圖4-10)

馬鞭草科常綠灌木植物。

【別名】五色梅、五色龍、臭金鳳、七變花、五龍蘭

【有毒部位】枝葉及未成熟的果實有毒。

【中毒症狀】誤食會造成發燒、衰弱、嘔吐、腹瀉、昏迷、呼吸急促、黃疸等症狀出現。

◎側柏(彩圖4-11)

　　柏科常綠小喬木植物。

　　【別名】扁柏、黃心柏。

　　【有毒部位】枝、葉有毒。

　　【中毒症狀】若人畜誤食，會引起噁心、嘔吐、腹瀉等症狀，嚴重時出現肺部水腫、肌肉痙攣、循環及呼吸衰竭等，甚至危及生命。

◎軟枝黃蟬(彩圖4-12)

　　夾竹桃科常綠蔓性灌木植物。

　　【別名】黃鶯、小黃蟬。

　　【有毒部位】全株都有毒，乳汁毒性最強。

　　【中毒症狀】誤食會有高燒、瀉痢、嘔吐、嘴唇紅腫等症狀；皮膚觸及汁液會出紅疹。

◎紫錦草

　　鴨跖草科多年生草本植物。

　　【別名】紫鴨跖草。

　　【有毒部位】汁液。

　　【中毒症狀】皮膚過敏者觸及汁液常造成刺痛、紅腫和起疹子，數天後才會痊癒。

◎聖誕紅(彩圖4-13)

大戟科落葉灌木植物。

【別名】一品紅、猩猩木、聖誕樹。

【有毒部位】全株有毒。

【中毒症狀】不慎誤食會造成喉痛、腹瀉、嘔吐、皮膚接觸到乳汁會紅腫發炎，如果眼睛被乳汁滴到，可能會失明。

◎瑪瑙珠(彩圖4-14)

茄科常綠灌木植物。

【別名】秋珊瑚、冬珊瑚、珊瑚櫻、野海椒、珊瑚豆、紅珊瑚。

【有毒部位】全株。

【中毒症狀】幼兒如果誤食紅果，會導致噁心、腹痛、腹瀉、昏睡、心跳減慢、瞳孔放大、血壓下降等症狀，嚴重時有致死之可能。

◎福祿桐

五加科常綠灌木植物。

【別名】綠葉福祿桐。

【有毒部位】汁液有毒。

【中毒症狀】皮膚敏感者接觸其汁液可能引起紅疹，碰到口部時，有時會引起腫痛而無法吞嚥。

◎蜘蛛百合

石蒜科植物。

【別名】海水仙、螯蟹花、蜘蛛蘭。

【有毒部位】鱗莖。

【中毒症狀】如果誤食鱗莖會引起嘔吐、腹瀉、腹痛及頭痛等症狀。

◎鳳凰木(彩圖4-15)

豆科落葉大喬木植物。

【別名】紅花楹樹、火樹。

【有毒部位】花和種子。

【中毒症狀】誤食會造成腹痛、腹脹、腹瀉、頭暈、流延等症狀。

◎龍葵(彩圖4-16)

茄科植物。

【別名】烏子仔菜、苦葵、天茄子、老鴉眼睛菜、水茄、牛酸漿、天泡烏甜菜、烏子茄。

【有毒部位】生鮮植物體及未成熟果實。

【中毒症狀】誤食會造成頭暈、噁心、嘔吐、腹瀉、痙攣、呼吸麻痺等症狀。

◎龜背芋

天南星科多年生蔓性草本植物。

【別名】蓬萊蕉、羽裂蔓綠絨、電信蘭、電線蘭。

【有毒部位】莖、葉及汁液有毒。

【中毒症狀】誤食會造成嘴及喉部刺痛、灼熱、倦怠、腎功能喪失等現象。

◎蘇鐵

蘇鐵科常綠灌木植物。

【別名】鐵樹、避火樹、鳳尾蕉。

【有毒部位】種子。

【中毒症狀】誤食種子會引起嘔吐、腹瀉、抽筋、出血等症。

◎紫花藿香薊(彩圖4-17)

菊科一年生草本植物。

【別名】墨西哥藿香薊、墨西哥藍薊、紫花毛麝香。

【有毒部位】全株有毒。

【中毒症狀】誤食會造成小腸充血、急性腸黏膜障礙；皮膚及反液有特殊的刺鼻味。

◎變葉木(彩圖4-18)

　　大戟科常綠灌木植物。

【別名】變色葉。

【有毒部位】汁液。

【中毒症狀】誤食會造成腹瀉、腹痛等症狀。

中草藥中毒事件

金不換致急性肝炎

　　金不換在北美地區以健康食品上市已逾10年，用於鎮靜與止痛。1994年報導7位使用金不換致急性肝炎事件，患者皆使用非毒性劑量，肝穿刺切片顯示藥物所致肝損傷之肝細胞壞死病灶。患者所使用之金不換是由中國大陸輸入的，其成分說明書載有「大金牛草(*Polygala chinensis*)」，然而上述患者使用之金不換，經過化學成分分析卻含有高達36%重量之Levo-tetrahydropalmatine，後者在大金牛草上並未含有，而是在防己科或罌粟科植物才含有。此事件亦突顯正確鑑定致毒中草藥之重要性。

烏頭鹼致心臟或神經毒性

　　中草藥如川烏、草烏、附子等含有烏頭鹼。數世紀以來此類中草藥被用於抗炎、止痛或強心。烏頭鹼對心肌或神經細胞之鈉離子通道有作用而致心臟或神經毒性，臨床表徵包括噁心、嘔吐、週邊感覺異常或麻痺、低血壓及心律不整。病人甚至心因性休克或心律不整而致死。由於此類中草藥療效濃度很窄，若使用過量或燉煮不當，每易致中毒。

八角蓮中毒

　　八角蓮(鬼臼)(彩圖4-19)在中華藥典上用於治療蛇咬傷、虛弱、尖圭濕疣、腫瘤、淋巴腫大等等。然而八角蓮含有毒性生物鹼podophyllotoxin；台北榮民總醫院毒物科高偉峰醫師曾報導數例使用治療劑量卻中毒病例，其臨床表徵包括噁

心、嘔吐、瀉肚、腹痛、血小板及白血球過低、肝功能異常、感覺運動失調、意識異常、週邊感覺異常或麻痺。陳小姐因臉上長滿青春痘，而深感困擾，某日看到報紙報導：八角蓮有解毒的效用，逕自到中藥店購買，煎煮服用，一次服用約60克，只想快點將痘痘治好。在服藥後2小時後，即出現頭痛、嘔吐、腹痛、全身抽筋、意識模糊等症狀，緊急送醫急救，雖撿回一條命，卻造成四肢癱瘓、肌肉萎縮的永久性殘疾。陳小姐求好心切，沒有依照醫師指示服用適當劑量，對身體造成傷害，這也是常見的藥物不良反應的案例。

減肥菜中毒

減肥菜台灣稱爲「守宮木」(彩圖4-20)、「剪肥菜」、「樹仔菜」、「越南菜」，爲大戟科植物，學名爲 *Sauropus androgynus*。民國83年開始被推廣成「具有神奇減肥效果」的健康食品，人們將它拿來治療肥胖、高血壓、痛風及婦科疾病。其販賣之種類有嫩葉、汁液、濃縮錠等。建議每人每天食用量爲四台兩，但也發生不少中毒之事件。

減肥菜中毒的案例第一個發生在民國83年8月23日。一位55歲女性在食用減肥菜40多天後因失眠，食慾不振，和呼吸困難而求醫。在醫院作心電圖時發現病人有心律不整的現象。由於對減肥菜的了解不多，當時無法確認是否爲食用減肥菜引起之中毒。直到民國84年6月至 8月間，全省各地突然出現多起疑似因食用減肥菜而中毒的報告。受害者大多爲年輕肥胖的女性，因呼吸困難而求醫，但卻無法以一般呼吸系統的疾病來診斷。經詳細追問受害者的病史，發現所有的病人都曾食用過減肥菜。呼吸困難是中毒者出現的主要癥候，

以阻塞性肺部病變來表現。有些病人還會有發疹或心律不整的臨床症狀。然而，減肥菜在馬來西亞等地已經有多年的使用歷史，卻未曾有過類似的中毒報告，而在台灣卻引起許多中毒的事件。究竟是甚麼原因造成這種差異呢？推測其原因可能是個人代謝因素、誤食有毒亞種、劑量效應以及減肥菜之未知有毒成分。

姑婆芋中毒

　　姑婆芋中毒在台灣時有所聞(從1986年台北榮總毒物中心開辦至今約十年期間，有二十七位姑婆芋中毒的個案報告，大部份都是意外誤食)。姑婆芋屬於天南星科，又稱海芋、山芋、觀音蓮、天荷等，英文名稱又稱 Giant elephant's ear 。多年生草本，產於海岸、山谷等濕地。民間有人以莖葉外敷，或以其汁液加醋及薑汁內服，認為可治蛇蟲咬傷，蜜蜂螫傷及腫毒。

　　姑婆芋主要中毒之症狀，一般認為是來自於姑婆芋中的草酸鈣。因為臨床表現以喉嚨疼痛最多，口腔麻木其次，有些人伴隨著流涎、說話不清、吞嚥困難及腹痛等等，正是草酸鈣之強烈辛辣刺激所引起。這種不溶解性的草酸鹽，除非極大量，否則腸胃道不易吸收，因而只造成口腔及腸胃道黏膜之傷害。由於腸胃道不易吸收，並不會造成全身系統性的疾病。只有溶解性之草酸鹽(如草酸鈉或草酸鉀)或草酸，除了腐蝕性之作用外，容易吸收進入血液和鈣離子結合，造成全身性的草酸鈣沈澱，因而引起低血鈣的症狀，以及腎功能及肝功能之惡化等等，更有甚者因心律不整而導致死亡。但是在姑婆芋中毒幾乎不會發生這種問題。

馬兜鈴酸事件

黃連致新生兒黃疸

民間有使用黃連(川連)去胎毒的習慣。然而黃連含有小檗鹼(berberine)會競爭性地從白蛋白驅離膽紅素(bilirubin)，因致高膽血症及新生兒黃疸。

誤食豆薯子

一位年約50歲的女性病患懷疑食物中毒，送到急診，病人到達時已呈現完全昏迷狀態，兩側瞳孔均已擴大且對光刺激無反射反應，雖然病人血壓尚在正常範圍，但已使用緊急氣管插管及呼吸器急救，並且使用純氧治療。經過詳細的病史詢問後，原來這些中毒的病人共有五位，他們是在吃下豆薯種子後數分鐘後就覺得嘴角發麻、頭暈、噁心、嘔吐、腹痛、全身軟弱無力，吃最多的這位女性病患意識不清楚，情況危急。急救後，中毒較輕的4位病患於急診室治療後出院，重度中毒的病人亦於日內已痊癒出院。

到底豆薯子是甚麼毒性物質？可能致死？此種中毒個案非常罕見，據研究顯示其毒性化學物質叫魚藤酮，可抑制細胞使用氧氣，所以人體組織產生嚴重缺氧傷害。由於豆薯種子似豆，故易誤食，據醫學文獻指出，5~6粒即可致人於死。

豆薯是一種生長在台灣中南部的薯類草本植物，是素食者食品之一，其本身可食用無毒，但其種子的毒性強到可以毒魚和殺蟲，中毒潛伏期為數分鐘至12小時不定。一般症狀有頭昏、噁心、嘔吐、口腔粘膜麻木、腹痛、全身軟弱無力、站立不穩等。重度中毒者有呼吸困難、昏迷、四肢厥冷、血壓測不到，瞳孔對光反射消失。由於豆薯種子毒性極

強，5～6粒即可能致死，此位病患可謂福大命大，服用的種子不下數十粒。希望藉此機會，提醒大家此類中毒的可能，以減少悲劇再度發生。

斑蝥中毒

斑蝥又稱爲「金蒼蠅」、「斑貓」，傳統上作爲女性墮胎及催經之用，但民間卻經常拿來「壯陽」。林口長庚醫院就接獲兩名男性病患，因爲服食「金蒼蠅」過量，造成腸胃道出血和血尿症狀。「金蒼蠅」的安全劑量是1到3毫克，其所含的「斑蝥毒素」會對人體有輕微的出血性，這兩位男性就是因爲服用過量，造成腸胃道出血及血尿，非但沒有春風一度，反而因爲腹部嚴重絞痛，而送進醫院掛急診。又有位病人原本是以斑蝥治療皮膚搔癢，後來卻自作主張把外敷改內服，結果服下才過十分鐘，口爛、腹痛、血尿等症狀一一出現，進了醫院急診，肝腎功能異常，住院治療五天才康復。

蟾酥中毒

有男性使用中藥強心劑「蟾酥」當作壯陽聖品，不僅拿來泡藥酒喝，還有人直接就拿來塗抹在生殖器上，因爲「蟾酥」磨成粉後，會具有輕微麻醉效果，能產生些許持久效果。不過，「蟾酥」服用過量同樣有嚴重副作用，安全劑量是2到5毫克，最近一位男性則是又吃又抹，用藥過量的結果，出現心律不整，到醫院治療時心跳忽快忽慢，醫師趕緊爲他急救。

馬兜鈴酸事件

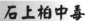

石上柏中毒

有位病人則服用一種名為石上柏(又名卷柏)的植物，寄望能清熱解毒，壞就壞在他每天服用份高達一斤，連吃兩個星期後，牙齦出血，紅血球和白血球數目都大幅減少，呈現骨髓抑制的症狀，幸好就醫後才漸漸恢復正常。

曼陀羅中毒

青草店誤把曼陀羅當成曇花，賣給病人治療氣喘

冬蟲夏草中毒

有一對夫妻購買高貴中藥材冬蟲夏草，兩人將之磨粉連吃一個月，冬蟲夏草是貨真價實的，但不肖商家卻在其中塞鉛條使重量灌水，結果妻子發生鉛中毒，丈夫也血鉛濃度超過正常值。

決明子方劑造成結腸黑病變

一位42歲女性，因長期嚴重便秘，每天服用以決明子(75公克)為主之方劑達半年，便秘雖改善，然而大腸鏡檢查發現大腸黏膜顏色變深，如蛇皮狀，經活體病理檢視，診斷為結腸黑病變

服用蛇毒膠囊和蛇膽致死

台南市日前有一位六十歲的男子在朋友介紹下服用大陸製造的蛇毒膠囊和蛇膽，寄望眼睛能看得更清楚，不料在服用幾個月之後就發生皮膚癢的症狀，隨後更發現全身皮膚發

黃而到台南市立醫院求診，當時抽血檢驗發現病患的膽紅素上升到將近三十，隨後就發生急性腎衰竭導致死亡。台南市立醫院蘇玉良醫師指出，這些蛇毒膠囊經過化驗，結果發現含有止痛劑、安眠藥和利尿劑等成份，台北榮民總醫院毒物中心提供的相關資料中，有四位民眾也服用類似成品而造成其中三人死亡，而且發病的情況相當類似。

誤飲藥洗要人命

台北榮總臨床毒物科蔡維禎醫師指出，從75年至87年間，毒藥物諮詢中心一共接獲22例因為食用中藥藥洗而中毒的案例，而去年冬天也發生許多誤食藥洗的案例。探究其原因，有些是因為將外用藥洗與養生藥酒同置於一處，以至於誤喝下藥洗而中毒；有的則是蓄意飲下藥洗企圖自殺。一般藥洗成分中通常包括紅花、薄荷、烏頭、附子、當歸、斑貓、樟腦、麝香...等等的中藥材，之後再用米酒去浸泡，就成了傳統家庭常備良藥－藥洗了。藥洗用在外用時，是利用按摩血管的方式，使局部有熱感，促進血液循環，傷痛自然痊癒；但要是不小心內服，強烈的毒性就會在體內發作，後果不堪設想。藥洗成分中的紅花富含水楊酸，水楊酸可以用作消炎止痛，但若長期積聚在體內，可導致中毒，損害肝臟或腎臟，中毒初期的徵狀包括嘔吐、腹部不適、冒汗、高熱、氣促或耳鳴等；另外其中的薄荷和樟腦的作用，則是用來刺激皮膚，以便血管擴張，但若是進入人體內，則會產生中毒症狀，嚴重的還會致死；其中烏頭、附子則是對心臟有傷害，會造成心率不整、心跳變慢...等等，輕微的藥洗中毒，只會出現胃痛、拉肚子等症狀，嚴重的會出現心率不整，甚至是心臟衰竭而瀕臨死亡邊緣。

中成藥所致重金屬中毒

文獻上有報導使用中成藥如保嬰口禁丹而致鉛中毒病例。台灣亦有數篇報導中成藥如小兒驚風散、八寶牛黃散、奇應丸、八寶散等有些含有過量重金屬鉛、汞等。

含麻黃素類藥品所致不良反應

1996年在北美地區民眾使用含麻黃素類(ephedrine, pseudoephedrine, norepinephrine, N-methylephedrine)興奮劑或健康食品而致不良作用，包括顫抖、頭痛、中風、心肌梗塞、胸痛、抽搐、噁心嘔吐、甚至死亡等事例。

中藥中含不當的摻雜物

文獻中常有中藥含不當摻雜物而致嚴重後果之報導。前文已揭露例子如"廣防己替代漢防己"、"中成藥摻雜重金屬"等。中藥摻西藥如steroids，theophylline，aminopyrine，phenoacetin，phenylbutazone，diazepam，indomethacin，aspirin，paracetamol，anti-histamines等多有報導。

檳榔中毒

檳榔素有台灣口香糖之稱，在世界上，檳榔是僅次於尼古丁(香菸)、乙醇(酒)及咖啡因(咖啡、可樂)之外，最常被消耗的「藥物」。檳榔最為人所知的危害，是以口腔病變及癌症為主，檳榔除了可引起癌症外，也可能導致中毒。一名21歲男性於服用6顆檳榔後，產生嘴唇及眼睛腫脹、黏膜腫脹、四肢腫、麻、呼吸喘及心跳加速等現象而就醫。經診斷為疑似

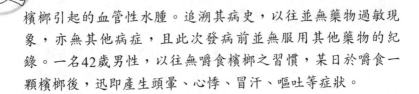

檳榔引起的血管性水腫。追溯其病史，以往並無藥物過敏現象，亦無其他病症，且此次發病前並無服用其他藥物的紀錄。一名42歲男性，以往無嚼食檳榔之習慣，某日於嚼食一顆檳榔後，迅即產生頭暈、心悸、冒汗、嘔吐等症狀。

蕈類中毒

民國82年，一名71歲女性，自行將自家附近的野菇摘回食用，於服用後約一個半小時，開始產生腹部絞痛、反胃、嘔吐及腹瀉等症狀，病症持續數小時未改善，於是到醫院就診。患者所服用之蕈類經專家鑑定後，確定為有毒之蕈類 *Lepiota helveota*。民國76年，高雄某一家三口，煮食半包朋友採自公園之"白菇"，而產生輕重不一的症狀，服用後約半小時即產生腹部絞痛、嘔吐及腹瀉多次等症狀，因症狀嚴重而就醫。患者所服用之蕈類因保存不善，外形不完整而無法辨識，經推測可能是會導致乙醯膽鹼分泌過多的蕈類。民國82年，新竹縣竹東鎮也發生類似的蕈類中毒事件，中毒者為兩家親戚共四人，中毒個案於下雨後在自家後山上，發現有數朵叢生之野菇，自認為此種蕈類是所謂的"姊妹菇"，是一種可以食用的菇類，加以此種蕈類頗為碩大、肉質飽滿，於是採下數朵菇，帶回煮湯食用，並分給親戚食用。四人食用後，分別於一個半小時至三個半小時，產生上吐下瀉、喉嚨不適、反胃等症狀，並有一人輕度發燒及另一人腹部絞痛的現象，而分別送往醫院救治，四人所服用之蕈類經專家鑑定後，確定為有毒之蕈類 *Agaricus placomyces*。

蟾蜍中毒

馬兜鈴酸事件

　　因吃青蛙湯而誤食蟾蜍，以及不當使用蟾酥及蟾蜍作為藥物而造成中毒時有所聞，台灣的蟾蜍種類有兩種，黑眶蟾蜍與中華大蟾蜍。一名39歲男性，喝一碗酒煮蟾蜍湯，三十分鐘後，除噁心、嘔吐、頭暈、眼花、四肢無力，接著唇周麻痺及昏迷而送至醫院救治。

強心配醣體中毒

　　每種植物所含的強心配醣體成分的種類和量的多寡並不相同，而含有此種成分的部位也不盡相同，如夾竹桃全株含有強心配醣體，但海檬果僅種子含有此成分，此外，這一類植物所含的強心配醣體的量會隨季節而有增減，如夾竹桃在開花季節含量最高，花期過後則逐漸減少。動植物所含的強心配醣體，經常被用於民俗醫學中，但是由於毒性相當大，使用上稍有不慎，便可能造成嚴重副作用，甚至死亡。

　　民國78年，一名46歲女性，為治療喉嚨痛而自行採食不知名草藥混合蜂蜜，服食後半小時產生腹瀉嘔吐之現象，而至醫院求診，經檢查顯示有心博過緩、冒冷汗、顏面蒼白等現象，其所服用的藥草送鑑定後確認為白毛夏枯草。民國76年，一名72歲女性，喝下三碗夾竹桃煮過的湯企圖自殺，約一小時後因噁心、嘔吐、全身無力，由家人送至醫院急診，經檢查顯示輕微上腹部壓痛，並伴隨明顯噁心、嘔吐，心跳呈不規則變化，但無明顯的心博過速或過緩現象。

牽牛子中毒

　　牽牛子就是牽牛花的種子，是一種有毒的中藥，有一名18歲男性，因為消化不良、便秘等毛病，先後兩次自行服用

牽牛子135公克，產生口渴、腹瀉症狀，經過12小時後，自覺腹脹，又服用牽牛子60公克，服用後腹瀉更加厲害，小便渾濁黃帶紅，而後發生神智不清、煩躁、失語的狀況，經送醫搶救無效而死亡。

蒼耳子中毒

蒼耳子是菊科植物蒼耳的果實，是一種常用的中藥，蒼耳子味辛、苦，性溫，有毒。常用於風寒頭痛，鼻塞流鼻水，有一名8歲女童，於72年某日中午誤食蒼耳子50公克，六小時後出現頭暈、嗜睡、繼而腹痛、嘔吐、抽搐、昏迷，第三天大便內發現未消化的蒼耳子，經送醫診斷為蒼耳子中毒併急性腎功能衰竭，一周後，突然口鼻出血，心跳、呼吸停止，急救無效死亡。

馬兜鈴酸事件

PART 5

SOS

中藥用藥安全

消費者該怎麼辦？

中藥不良反應通報

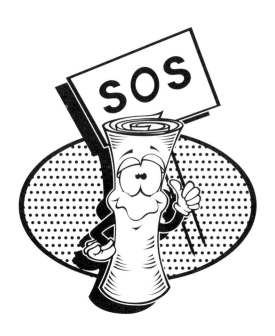

PART 5　SOS

中藥用藥安全

　　中醫藥是我國固有的傳統文化中重要的寶庫。自古以來，即有「藥食同源」的說法，許多中藥除了有滋補、保健、強壯作用外，也能作為美味的佳餚，如人參雞、當歸鴨、四物湯等。千金方：「凡欲治療，先以食治。」內經：「不治已病治未病，不治已亂治未亂」。可見我國自古以來即重視預防醫學，但是並非每味中藥都可當膳食使用。

古代本草對藥品的分類

　　神農本草經是我國最早的本草(藥書)，將當時365種中藥分為上、中、下三品：

　　「上藥120種為君，主養命以應天，無毒，多服久服不傷人，欲輕身益氣，不老延年者，本上經」。——屬營養強壯藥，如人參、當歸、茯苓、枸杞、大棗等可經常服用之神仙藥。

　　「中藥120種為臣，主養性以應人，無毒有毒，斟酌其宜，欲遏病補虛羸者，本中經」。——指對疾病有抑制作用及保護生理機能的藥物，如百合、葛根、黃連、麻黃等，有毒或無毒，可以斟酌使用的食經藥。

　　「下藥125種為佐使，主治病以應地，多毒不可久服，欲除寒熱邪氣，破積聚愈疾者，本下經」。——指有劇毒之藥物，如大戟、芫花、附子、巴豆等。

除了上品的藥物可用於食療外，中品「無毒或有毒，斟酌其宜」，下品「多毒，不可久服」，可見自古以來對中藥的毒性即很重視。歷史上的『神農氏嚐百草，一日而遇七十毒』，雖屬傳說，但中草藥的毒性是先人一一親口嚐試而得，並付出過沉重的代價則無可爭議。

因此，中藥有其治療的一面，也有其毒副作用的一面。用得對，可產生迅速療效，治療許多危難重症；用得不對則可導致毒副作用。只有正確地使用中藥，才能確保療效及安全。

毒性較大的中藥

中草藥以其獨特的理論和優越的療效聞名於世，但部分藥物的毒性也不容忽視。過去也曾有使用不當而引起中毒甚至死亡的報導。

中藥中毒性較大的有：砒霜、生川烏、紅生丹、砒石（紅砒、白砒）、雄黃、生甘遂、生草烏、雪上一枝蒿、水銀、紅娘蟲、生附子、生白附子、蟾酥、生巴豆、白降丹、生千金子、斑蝥、青娘蟲、洋金花、生天仙子、紅粉、生南星、生藤黃、生馬錢子、輕粉、生狼毒、鬧陽花、生半夏、鬼白、藜蘆等共30種。

炮製的重要性

為了確保中藥的療效及安全，適度的炮製是必需的。中藥經炮製後，除便於貯存、調劑和服用外，更重要的是能降低或消除毒性和副作用，改變藥物性能，增強藥物療效，因

馬兜鈴酸事件

此中藥之炮製十分重要，歷代醫家均給予高度重視。

中藥的禁忌

中藥的使用也有一定的禁忌，如配伍禁忌、妊娠禁忌、飲食禁忌等。最普遍之配伍禁忌有十八反、十九畏，這些古代流傳下來的禁忌，在未經全面系統研究並得出可靠結果之前，仍應慎重處理。婦女妊娠期間，由於生理等方面的特點，使用藥物時必須注意動胎、墮胎或其他有礙孕婦健康及胎兒發育的不良作用，如毒劇藥、峻瀉藥、子宮收縮藥、破氣、破血藥、辛溫香竄藥均爲禁用或慎用之妊娠禁忌。

中藥誤用要小心

中藥種類繁多，同名異物者很多，臨床或藥形相像，誤用異品，如天仙子作菟絲子；或藥名近似，配錯他藥，如虻蟲誤配斑蝥，漏蘆作藜蘆。誤用品種除了影響療效外，也可能引起中毒。最近台灣北部亦曾發生誤食油桐子及雷公藤引起中毒及死亡之報導。另最近亦發現台灣中藥界有部份中藥品種有嚴重誤用混用之情形，如黃耆正品白皮者或北耆以晉耆（紅耆）取代；川牛膝以腺毛馬藍的根莖及根取代；王不留行以野牡丹之根及幹切片充之；何首烏以黃藥子的塊莖充當；蒲公英以兔兒菜取代等，都應重視改善，以確保療效。

中藥	基原	偽品
黃耆	豆科植物蒙古黃耆及莢膜黃耆的乾燥根,又稱白皮耆。	豆科植物多序岩黃耆的乾燥根,又稱晉耆、紅耆。
馬兜鈴	馬兜鈴科植物馬兜鈴或北馬兜鈴的乾燥成熟果實。	百合科植物台灣百合的種子。
蒲公英	菊科植物蒲公英的乾燥帶根全草。	菊科植物兔兒菜,稱本蒲公英。
五加皮	五加科植物五加的根皮,又稱南五加皮。	蘿摩科植物紅柳的根皮,又稱北五加皮。
何首烏	蓼科植物何首烏的乾燥塊根。	薯蕷科植物黃藥之塊莖,在草藥店及山產行販售,一般中藥房未售。
王不留行	石竹科植物麥藍菜的乾燥成熟種子。	野牡丹科野牡丹之根及幹切片,進口以桑科薜荔之果殼為主。
青黛	爵床科植物馬藍、蓼科植物蓼藍或十字花科植物菘藍的葉或莖葉,經加工製造的乾燥粉末或團塊。	藍色色素。
牛膝	莧科植物川牛膝的乾燥根。	爵床科植物腺毛馬藍的根莖及根。

馬兜鈴酸事件

白頭翁	毛莨科植物白頭翁的乾燥根。	薔薇科植物委陵菜的帶根全草或石竹科植物白鼓釘的全草。

中藥的貯存

　　中藥的貯存一般說來，不論是飲片或濃縮的粉劑，都以放置在陰涼，不受潮的地方為佳。如果您存放的時間較長時，則須放在密閉容器，或防水的袋子裡，放在冰箱裡貯存，但是要注意的是，凡是藥物，都不宜存放一段很長的時間，放太久的藥材，可能變質，應該要丟棄。

劑型	儲藏條件
散劑	易吸潮而結塊，應放室內陰涼乾燥處。
蜜丸	最易蟲蛀，易硬結，宜冷藏。
膠囊劑	應放室內陰涼乾燥處，避免受潮軟化。
糖漿劑	應放室內陰涼處，但不可過冷，以免砂糖結晶析出。
藥酒	裝瓶密封放室內陰涼處，避免日光直射。
膏藥軟膏	溫度過高易融化，儲藏過久，油質揮發，膏質變脆，黏性減低，宜放乾燥陰涼，少與空氣接觸處。

小心中藥摻加西藥及重金屬污染

　　中、西藥各有其優缺點，中藥一般較為緩和，西藥藥效快且顯著，因之部分不肖之徒，為其不當的利益，於中藥中

掺加西藥，患者在不知情的狀況下使用，致有不良影響，尤其長其服用，危害更甚。例如在感冒藥中添加Acetaminophen, Aspirin, Chlorpheniramine，風濕鎮痛藥中添加Acetaminophen, Phenylbutazone, Prednisolone等，解毒類中添加磺氨藥及抗生素等，另外專治小兒受驚之八寶散，也曾因鉛汞含量過高而引起小孩中毒。

大陸藥品品質差

隨著政府開放大陸探親，大陸藥品大量流入台灣。由於目前大陸藥品尚未開放輸入，因此，不論自行攜入或借由其他管道進口之大陸藥品，均未依法送經衛生署審核或辦理查驗登記，從而其品質即缺乏保證，其安全亦值得憂慮，不容國人掉以輕心而不加留意！衛生署曾編印「透視大陸藥品」，指出大陸藥品有重量差異過大、成分不符、掺加西藥、重金屬含量過高及標示不符等主要違規情形，因此不可盲目使用。

藥即是毒

藥即是毒，能救人也能害人，正確的用藥方法乃確保藥物之療效及安全的基礎。因此，民眾有用藥方面問題應請教醫師、中醫師及藥師等專家，以確保健康。

中藥劇、毒藥材

◎中藥劇、毒藥材簡表 (本表所列之藥材共計27種，包括植物類藥材18種，動物類藥材6種及礦物類藥材3種)

　　1.植物類藥材

馬兜鈴酸事件

品名	主要成分	性味	主治功能	用法與用量
烏頭	烏頭鹼、消旋去甲基烏藥鹼	苦、澀、麻、溫，劇毒	祛風除濕，散寒止痛。用於風寒濕痹，肢體關節冷痛，坐骨神經痛。	1.炮製後內服，入煎劑3～9公克 2.孕婦忌服
馬錢子	馬錢子鹼、番木鱉鹼	苦、寒，有大毒	通絡止痛，散結消腫。用於類風濕性關節痛，多種惡性腫瘤。	1.炮製後入丸、散劑0.3～0.9公克 2.孕婦忌服
巴豆	巴豆毒素、巴豆毒蛋白	辛、熱，有大毒	峻下積滯，瀉水消腫，豁痰利咽。用於寒積停滯，胸腹脹痛，水腫。	1.巴豆霜入丸、散0.1～0.3公克 2.孕婦忌服
牽牛子	牽牛子苷、有機酸	苦、寒，有毒	瀉下去積，逐水退腫，殺蟲。用於小兒疳積。	1.內服，入煎劑3～9公克，散劑1.5～3公克 2.孕婦忌服

山豆根	苦參鹼、氧化苦參鹼	苦、寒，有毒	清熱解毒，消腫利咽。用於急性咽喉炎，牙齦腫痛，濕熱黃疸。	1.內服，6～9公克 2.大便溏泄者不可用
木鱉子	木鱉子素、木鱉子酸	苦、微甘、溫，有毒	消腫散結，攻毒疗瘡。用於癰瘡腫毒，痔瘡，乳腺炎。	1.外用爲主，內服應謹慎，內服0.9～1.2公克 2.孕婦忌服
白果	氰酸	甘、苦、澀、平，有小毒	斂肺定喘，收澀止帶。用於喘咳氣逆而痰多，婦女帶下，小便白濁。	1.內服6～9公克 2.咳嗽痰稠不利者不宜
甘遂	三萜類	苦、寒，有毒	瀉水逐飲，消腫散結。用於肝硬化腹水。	1.內服，炮製入丸、散0.5～1公克 2.生甘遂只作外用，不宜內服。孕婦忌服。反甘草

馬兜鈴酸事件

天南星	三萜皂苷	苦、辛、溫，有毒	燥濕化痰，祛風止痙，消腫散結。用於中風，口眼歪斜，半身不遂。	1.內服，炮製品3～9公克，生品多入丸散0.3～1公克 2.孕婦慎用
半夏	生物鹼	辛、溫，有毒	燥濕化痰，降逆止嘔。用於痰飲喘咳，胸脘痞悶，惡心嘔吐，眩暈。	1.炮製後內服，3～9公克 2.不宜與烏頭、附子同用
蓖麻子	蓖麻毒素、毒性蛋白質	甘、辛，有毒	消腫，排膿，拔毒。用於瘡瘍腫毒。	1.一般不作內服 2.孕婦忌服
附子	烏頭鹼、烏頭次鹼	辛，大熱，有毒	回陽救逆，散寒止痛。用於元陽虛脫，四肢厥逆，心力衰竭，陽虛水腫。	1.內服，炮製品3～公克 2.宜先煎，久煎

	芫花素、芹菜素	辛、溫，有毒	瀉水逐飲，祛痰止咳，外用殺蟲療瘡 用於咳嗽痰喘	1.內服，入煎劑1.5～3公克，散劑0.6公克 2.體弱及孕婦忌服，不宜與甘草同用
芫花				
	苦楝素、楝樹鹼	苦、寒，有毒	殺蟲，療疥癬。 用於殺蛔蟲，外用治疥癬、頭癬。	1.內服，乾品6～12公克，鮮品15～30公克 2.體虛及肝病患者不宜用
苦楝皮				
	商陸毒素、氧化肉豆蔻酸	苦、寒，有毒	逐水，利尿消腫。 用於肝硬化腹水，帶下。	1.內服，3～9公克 2.脾胃虛弱者及孕婦忌服
商陸				
	大戟苷、生物鹼	苦、寒，有毒	瀉水逐飲。 用於腎炎水腫。	1.內服，炮制品入煎劑1.5～3公克，研粉吞服0.3～3公克
京大戟				

品名	主要成分	性味	主治功能	用法與用量
				2.孕婦忌服，體弱者慎服，不宜與甘草同用
常山	常山鹼甲、乙、丙，常山次鹼	苦、辛，微寒，有毒	截瘧，涌吐痰涎。用於間日瘧，三日瘧，惡性瘧疾。	1.内服3～9公克 2.孕婦忌服，體弱者慎用
狼毒	皂苷、強心苷	辛，平，有毒	逐水散結，殺蟲。用於水腫腹脹，痰、食、蟲積，惡性腫瘤，外用治皮癬。	1.煎服0.9～2.4公克， 2.與蜜陀僧同用

2.動物類藥材

品名	主要成分	性味	主治功能	用法與用量
水蛭	水蛭素	鹹、苦、平、有毒	破血、逐瘀、通經。用於瘀血經閉、瘀血疼痛、跌仆損傷。	1.内服:入煎劑3～5公克 2.孕婦及經期忌服

蘄蛇	皂苷，毒腺中含出血性毒	甘、鹹，溫，有毒	袪風活絡，止痙，攻毒。 用於中風偏癱類風濕性關節炎。	1. 煎服3～9公克，研末吞服1～1.54公克 2. 孕婦慎服
蟾酥	蟾蜍毒素、蟾蜍靈	辛、溫，有毒	解毒，消腫，止痛，開竅。 用於咽喉腫痛，癰腫疔毒。	1. 內服，每次0.015～0.03公克 2. 孕婦慎服
蜈蚣	組織胺，溶血蛋白質，甲酸	辛、溫，有毒	熄風鎮痛，散結攻毒。 用於急慢性驚風，風濕痺痛，外治腫毒惡瘡。	1. 煎服1～3公克，研末吞服0.6～1公克 2. 孕婦忌服
全蠍	蠍毒、三甲胺	辛、平，有毒	息風鎮驚，攻毒散結，通絡止痛。 用於急、慢性驚風，抽搐痙攣，顏面神經麻痺，破傷風，風濕痺痛。	內服，入煎劑2～5公克，研末吞服0.6～1公克

| 斑蝥 | 斑蝥素 | 辛、熱，有大毒 | 破癥散結，抗腫瘤，攻毒惡瘡。用於各種惡性腫瘤，狂犬病，癥瘕積聚。 | 1.內服，炮制品0.03～0.06公克 2.孕婦及心腎功能不全者忌用 |

3.礦物類藥材

品名	主要成分	性味	主治功能	用法與用量
雄黃	硫化砷	辛、溫，有毒	解毒，殺蟲，燥濕。用於咽喉腫痛，外治疥癬，疔瘡腫毒。	1.內服每次0.2～0.4公克，多入丸散用 2.孕婦忌服
膽礬	水硫酸銅	酸、辛、寒，有毒	涌吐風痰，收斂。用於風痰壅盛，急性咽痹。	內服0.3～0.6公克，研末服
硫黃	硫、砷、鐵	酸、溫，有毒	內服助陽益火，外用解毒殺蟲。用於虛寒性便秘，外用治疥癬，禿瘡。	炮製後入丸散服用1～3公克

| 朱砂 | 硫化汞 | 甘、寒，有毒 | 清心，定驚，安神，解毒。用於心神不安，驚悸怔忡，外用治瘡瘍腫毒。 | 內服0.3～1公克 |

常見中藥不良反應主要症狀簡表

品名	不良反應主要症狀
人參	輕者頭暈失眠、重者焦躁憂慮
三七	搔癢、畏寒發熱、麻疹樣丘疹
川芎	口唇腫脹、疼痛
川楝子	噁心、嘔吐
續斷	皮膚上出現紅色斑塊、奇癢、有灼熱感
山豆根	胸悶、心悸、嘔吐、腹瀉
天麻	搔癢
丹參	高熱面腫、四肢隱疹搔癢
黃耆	粟粒樣紅色丘疹、奇癢
甘草	水腫、胸悶、哮喘
百合	面色潮紅、心悸
防風	噁心、面部及手背呈紅色斑塊搔癢
紅花	皮膚潮紅、奇癢、丘疹、燒灼感

遠志	全身發癢、紅色丘疹、鼻塞、心悸
辛夷	頭暈、心慌、胸悶、噁心、全身搔癢
何首烏	高熱、大汗出
杏仁	神志不清、牙關緊閉
板藍根	噁心嘔吐、全身痛、心慌氣急
枇杷葉	咳嗽加劇、喉頭水腫
威靈仙	頭暈、泛噁、胃部灼痛、四肢微痛
夏枯草	周身散佈紅褐色粟粒樣丘疹
柴胡	頭痛、身熱煩躁、皮膚呈紅色丘疹、搔癢
麻黃	四肢皮疹
番瀉葉	腸鳴、腹瀉數次後出現尿滯留
蜂蜜	上腹痛、吐、瀉、全身癢、關節痛
熟地	頭面部奇癢難忍、蕁麻疹
蒲公英	全身搔癢、蕁麻疹

妊娠用藥禁忌

　　根據藥物對於胎兒傷害程度的不同，一般分為禁用與慎用兩種。

1. 禁用：大多是毒性強或猛烈的藥物，如藜蘆、巴豆、牽牛子、大戟、商陸、芫花、甘遂、水蛭、麝香等。

2. 慎用：包括通經袪瘀、行氣破滯及辛熱等藥物，如桃

仁、紅花、乳香、沒藥、牛膝、大黃、枳實、附子、肉桂、貫眾等。

如何選用中藥材

挑選中藥應當小心謹慎，由於一般人對中藥認識較少，因此，應該選擇口碑好的中藥店，選擇地道的藥材來購買，或者找中醫師、藥師幫忙。因為中藥藥材的鑑別方法，主要是經驗鑑別，也就是靠藥材的外觀、性狀來作鑑別，是利用人的「眼看」、「口嘗」、「鼻聞」及「手摸」，對中藥的形狀、大小、表面、切面(斷面)的色澤、質地、氣味等特徵，觀察分析，除了經驗鑑別法外，有時要用儀器分析的方法來做鑑別，所以這些工作不是很容易，也不是一般人可以輕易做的。因此，要選擇口碑好的中藥店購買中藥，也不要在觀光區、路邊、山上等地方購買，才不會上當。

如何選用中藥製劑

應該選用有藥品優良製造規範(GMP)的產品，要製造品質優良可靠的藥品，應該要受過訓練的人員，在合乎規定條件的場所，用合於既定規格的原料、材料，依照規定的方法和步驟，製造出品質均一而符合既定規格的產品。

現在有所謂科學中藥，或稱作濃縮中藥，也就是中藥科學化產品，這是藥物經煎煮後，去渣取汁，以真空減壓濃縮，並以低溫乾燥或其他乾燥方法，製成之顆粒或粉末。濃縮中藥與一般的磨粉中藥相同嗎？——是不相同的。磨粉的中藥材，是未經煎煮，只經過沖洗直接研磨成粉狀後，直接服用。濃縮方法及技術，經研發、萃取、濃縮、乾燥、並且經過檢驗、品管等GMP一系列標準規範所製造出來的中藥。

勿聽信誇大不實廣告

很多民眾不喜歡看醫生，反而喜歡聽信廣播、電視等誇大不實廣告，購買一些不合格的中藥吃。另外，有些業者則到老人經常聚集的公園、廟宇，利用贈送贈品或試吃、試喝的方式，吸引老人家購買不合格的藥品，而老人家一時不察，就被誇大的廣告吸引，購買假藥回家服用，傷身傷財。近日於媒體上出現所謂具有瘦身、減肥功效的廣告，這些廣告的產品是食品，而食品不同於藥品，食品主要係提供熱量及營養，以維持身體生理正常運作，不應該宣稱具有瘦身、減肥等誇大功效或醫療效能。因此，如果廣告的內容太神奇、太吸引人的，民眾都需要提高警覺，且堅持"五不"原則(不信、不聽、不買、不吃、不推薦)。

切勿病急亂投醫

許多民眾在醫師診斷為癌症後，就以為沒有治療的方法而改求偏方草藥，或是在西醫宣告無藥可治時轉而尋求密醫，花了大筆金錢，病情卻仍無起色；有時候，還因此延誤接受西醫治療的時間，使得原本仍有方法可治的疾病，變得更為棘手。

切勿補過頭

國人有藥食同源的觀念，在市場地攤上也常見到中藥藥材的販售，加上國人喜歡進補，很多家庭主婦常燉些中藥為家人進補，增加元氣，認為有病治病，無病補身。殊不知地攤所賣的中藥材品質沒保障，隨意購買食用並不安全，而且一味進補，也可能不對症，反而補過頭了。

消費者該怎麼辦？

◎國人應摒棄中草藥屬於天然物，就沒有毒性或副作用的錯誤觀念。

◎不管中藥或西藥，除非在醫師監督下，不可長期任意自行服用。

◎除非在醫師監督下，不可同時服用中、西藥，以避免引起不良的交互作用。

◎偏方均未經臨床證實療效，切不可聽信他人而任意自行服用。

◎民眾服用中草藥後，如果遇到不良反應，可以循『中藥不良反應通報系統』通報。

◎服用藥物後，如果因為不良反應，而造成傷害，可以申請藥害救濟。

　　長庚醫院中醫分院『中藥不良反應通報中心』(www.cgmh.org.tw/intr/c3c00/adr/全國中藥不良反應通報系統-1.htm)，除了提供中藥不良反應通報外，並有網路小故事及中藥不良反應通報表等資料。

　　中醫藥委員會(www.ccmp.gov.tw/index-c/1.htm)，提供含馬兜鈴酸中藥(劑)管理專區、中藥不良反應通報系統等服務。並提供電子服務信箱webmaster@ccmp.gov.tw。

中醫藥委員會關於中藥的主要業務為：

　　1.辦理中藥藥品查驗登記、變更、展延許可證等工作。

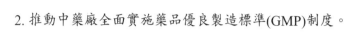

2. 推動中藥廠全面實施藥品優良製造標準(GMP)制度。

3. 訂定中藥基準方。

4. 召開中藥臨床小組、中藥諮詢小組、中藥製劑審議小組會議。

5. 辦理可供膳食用中藥及食品之區別等行政事務。

6. 辦理違規廣告及不法中藥之查處。

7. 加強保育動植物政策。

8. 推動兩岸中藥學術交流。

9. 修訂中藥相關法令規章。

10. 建立中藥臨床實驗週邊措施,以推動臨床療效評估。

11. 建立中藥不良反應通報系統。

12. 從考量用藥安全及療效問題,繼續評估現有處方藥可歸類為成藥之可行性。

13. 中藥材重金屬及農藥殘留之背景值調查。

藥物食品檢驗局(www.nlfd.gov.tw),提供含馬兜鈴酸藥材鑑別資料、市售藥物、食品、化妝品產品檢驗結果等,可供查詢。

台北榮民總醫院毒藥物防治諮詢中心
(www.pcc.vghtpe.gov.tw/index.asp)

毒藥物防治諮詢中心提供毒物、藥物及中草藥諮詢等服

務，並有24小時服務的「中毒醫療諮詢服務」電話 (02)28717121。

毒物諮詢

1. 提供農藥之毒性、中毒急救及防護原則。

2. 家庭中常備化學藥物，如消毒水、洗潔精、清潔劑等誤食、誤用的可能有害影響及緊急處理指導。

3. 環境殺蟲劑、老鼠藥等之吸入、誤食的可能有害影響。

4. 接觸工業用化學物質對人體的急慢性影響。

5. 長期接觸某種特殊化學物質所造成之職業傷害。

6. 有毒生物的咬、刺傷(如毒蛇、毒魚、蜜蜂、虎頭蜂)及其他有毒昆蟲類所引起的局部、或全身毒性影響及其處理。

7. 醫護人員對中毒病人的處理及有毒物質的相關問題。

8. 毒物之藥理、化學特質。

9. 毒性範圍。

10. 可能引起的臨床症狀。

11. 在人體內分布、吸收情形。

12. 治療處理原則。

馬兜鈴酸事件

13. 轉診服務。

藥物諮詢項目

1. 藥物濫用或成癮之防治及轉介，如安非他命、嗎啡、安眠藥等。

2. 藥物之副作用及服用後之可能發生之不正常反應。

3. 懷孕婦女使用藥物不當時，對胎兒可能造成之影響。

4. 藥物過量使用之處理原則。

中草藥諮詢

1. 常見中藥之成藥，其成份諮詢，如救心、八寶粉、奇應丸等主要成分諮詢。

2. 有毒植物(包括中草藥)諮詢，如大花蔓陀蘿及八角蓮等之毒性處理。

3. 傳統中藥之不良反應諮詢，如川烏、斑蝥等毒性症狀。

4. 中草藥摻加西藥成分(如類固醇等)諮詢。

　　成分不明的大陸中成藥難以防堵。民眾若想瞭解中藥方劑的作用，可以上衛生署中醫藥委員會的中醫藥資訊網(http://www.ccmp.gov.tw/index-c/1.htm)查詢。如果不知手頭上大陸中藥的內容成分，可以上衛生署藥物食品檢驗局網站查詢(http://www.nlfd.gov.tw)。

藥物安全監視(adr.doh.gov.tw/chooseweb.htm)，提供全國藥物不良反應通報系統、醫材不良反應通報及全國藥物不良品通報系統，不過此網站主要偏重在西藥與醫療器材的不良反應通報。

財團法人藥害救濟基金會(www.tdrf.org.tw)，藥害救濟是衛生署為使民眾在正當使用合法藥物卻發生藥物不良反應，而導致死亡、障礙或是嚴重疾病時，能獲得迅速救濟之服務。

藥害救濟是為了在「正當使用藥物」情形下而發生藥害的一項人道救濟制度，但是所謂的「正當藥物使用」指的是什麼呢？「正當使用」是指依醫藥專業人員之指示或藥物標示而為藥物之使用。也就是說在藥物的使用上應遵照醫藥專業人員的指示下使用合法的藥物。所以說民眾必需正確地依醫藥專業人員指示，按時服藥，有問題立即尋求醫藥專業人員的協助。自行到藥局購買醫師處方用藥，因而導致肝壞死而死亡，是不適用藥害救濟的。

此外，藥害救濟是為了在正當使用「合法藥物」情形下而發生藥害的一項人道救濟制度，但是所謂的「合法藥物」指的是什麼呢？「合法藥物」是指領有主管機關核發藥物許可證，依法製造、輸入或販賣之藥物。而根據「第一階段適用藥害救濟之藥物範圍」規定，藥害救濟目前僅適用西藥製劑的使用，對於中藥及醫療器材而造成的傷殘死亡，未來衛生署將考慮納入適用對象，也就是說唯有使用領有許可證之合法的西藥製劑藥品，可以適用藥害救濟法。

如果朋友的太太自行服用某一朋友介紹的國外減肥藥品

馬兜鈴酸事件

而導致傷殘或死亡，這樣適用藥害救濟嗎？由於自行服用他人由國外(包含中國大陸)攜帶的藥品因而導致傷殘或死亡，然而該藥物未經衛生署核准，在國內為不合法的藥物，所以也是不適用藥害救濟的。

行政院消費者保護委員會(www.cpc.gov.tw/main_plead.htm)，消費者遇到任何消費問題，可以電話直撥「1950」消費者服務專線，向所在地直轄市、縣(市)政府消費者服務中心諮詢。或進行網路申訴諮詢，「全民消費保護網」(1950.cpc.gov.tw)，消費者可經由網路提出申訴，該網站並提供多元的最新消費訊息及預警資訊。

當然也可以投訴知名的**財團法人中華民國消費者文教基金會**(www.consumers.org.tw)。

為了吃的安心，下面提供一些單位和服務電話、網址，以供查詢。

項目	主管機關	電話/網址
食品、健康食品、瘦身美容	衛生署	(02) 23210151轉362 food.doh.gov.tw
藥物	衛生署	(02) 23210151轉電話語音3藥政業務 www.doh.gov.tw
農林漁牧產品	農委會	(049) 2332380轉1077 www.afa.gov.tw/coa
菸酒	財政部	(049) 2370469 www.dnt.gov.tw
不實廣告	公平會	(02) 23517567、(02) 23517588轉380 www.ftc.gov.tw

問題食品藥品簡易診斷表

標示內容項目	是	否
1. 販售、消費場所是否衛生？		
2. 包裝是否安全？		
3. 標示是否齊全？		
4. 有效日期是否超過？		
5. 製造日期或有效日期是否經過塗改或重貼？		
6. 標示或廣告是否虛偽、誇張？		
7. 進口產地是否有中文標示且其標示與原產地之說明相符？		
8. 如為藥品是否印有衛生署核准之字號？		

行政院衛生署提供

馬兜鈴酸事件

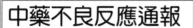

中藥不良反應通報

民國71年我國開始實施『優良藥品製造標準(GMP)』，82年公佈『藥事法』，對藥品製造及管理的品質要求已相當嚴格，然而藥品的管理不能只著重於藥品上市前的審查，還應包括藥品上市之後的安全性評估。衛生署在民國72年推動『新藥監視』的概念，並於82年規定國內新藥上市後須有七年監視期。新藥監視所包含的內容很多，但其中重要的一環即是『藥物不良反應通報系統』。

隨著中藥的臨床應用日趨普及，在臨床使用過程中不斷發現中藥的一些不良反應。由於中藥的藥理活性成分複雜，組方藥材變化大，炮製方法各異，因此，如何全面客觀地評估中藥的不良反應與毒性作用，對中藥臨床應用及新藥開發十分重要。國內現有之『藥物不良反應通報系統』著重於西藥，在通報表內容、通報原則及評估方法等方面較難適用於中藥。中醫藥委員會於90年度開始委託長庚醫院中醫分院執行『中藥不良反應通報中心』計畫，計畫之工作內容包括：

★接受中草藥不良反應之通報，包括誤用或亂服民間藥產生不良反應之個案收集。

★建立藥物不良反應通報系統及通報原則，並制定通報、審查等相關表格。

★建立個案醫療專家審查流程及成立專家顧問群。

★彙整藥物不良反應個案，評估分析。

中藥在國際醫療衛生界的應用日趨普及，其不良反應也

漸受重視，由於中藥的藥理活性成份複雜，組方藥材變化大，炮製方法各異，為了能全面客觀地評估中藥不良反應與毒性作用之原因及機轉，必須累積充分的案例及經驗。

中國大陸之中藥不良反應發生之數目，據唐鏡波等人分析1980～1989年，發現有2316件，其中48例死亡。袁惠南等分析 1990年，則發現有1267 件，26例死亡；而1991年，發現有1133件，59 例死亡。

至於台灣在1993 年，陳玉芳等發表的「臨床病患自行使用中藥摻加西藥之篩檢及不良反應案例研究」中，其中藥未摻西藥之不良反應案例數即有126 例。林明芳等人在1997年所發表的「中藥摻西藥現況與不良反應之臨床研究」中，其中中藥未摻西藥的不良反應案例數兩年則有291例。而由西藥之藥物不良反應通報系統所得之通報案件數由88年度（87/10/1～88/6/30）的316 件，89 年度(88/7/1～89/12/31）快速上升至1538 件，90年度(90/1/1-90/12/31)則有 1818 件。

由此可見，由於服用中藥所引起的不良反應，不容小覷，這種不良反應確實存在，也不容忽視。

藥物不良反應所造成的後果，Cassen 等人在1997年則發現會顯著延長住院時間，增加一倍住院成本，死亡之風險亦會增加一倍。不管是西藥還是中藥，其藥物不良反應之發生率其實是不低的，而且所造成的影響相當嚴重。

包括醫師處方、民眾誤食等，所造成的不良反應症狀包括了嘔吐、血尿、腹瀉、腹痛、心悸、煩躁、睡不好、生理期異常、唇顫抖、紫紺、身熱、心悸、倦怠、頭痛、譫語、

意識障礙、牙齦出血、血糖過低、鼻塞、造成結腸黑病變、口破、肝功能受損、骨髓造血功能受損、小便增加、流鼻血、解黑便、十二指腸潰瘍、血尿等。

經過專業的化驗及專家的鑑定，一百四十八件中，證實有百分之十二是中草藥造成不良反應，百分之二十八則與中草藥物關，其他則無法判定。

中藥不良反應通報流程

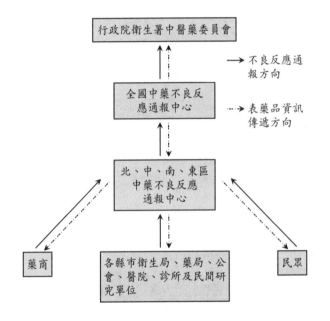

各區中藥不良反應通報中心服務電話

★全國通報中心：

林口長庚紀念醫院 通報電話(03)396-0053

★地區通報中心：
北區：台大醫院 通報電話(02)2370-1704
中區：台中榮民總醫院 通報電話(04)2359-2539
南區：高雄長庚紀念醫院 通報電話(07)732-8206
東區：花蓮慈濟醫院 通報電話(038)561-825#3297

民眾若是有藥品不良反應的情形發生，還可向下列各地衛生機關通報。

縣市衛生局	電話	縣市政府	電話
臺北市	080-211585	臺北市	02-7201862
桃園縣	03-3370930	桃園縣	03-3343778
新竹市	035-226133	新竹市	035-259003
新竹縣	03-5551477	新竹縣	03-5518101#230
苗栗縣	037-336747	苗栗縣	037-324428
台中市	04-2203141	台中市	04-2289111#2801(2)
台中縣	04-5275300	台中縣	04-5263100#217
南投縣	049-231994	南投縣	049-222000
彰化縣	04-7235405	彰化縣	04-7229350
雲林縣	05-5339730	雲林縣	05-5329504
嘉義市	05-2247961	嘉義市	05-2254328
嘉義縣	05-3620611	嘉義縣	05-3620123
台南市	06-2682964	台南市	06-2206000
台南縣	06-6357291	台南縣	080-666028
高雄市	07-2134153	高雄市	07-3373685
高雄縣	07-7470200	高雄縣	07-7477611#106(7)
屏東縣	08-7363200	屏東縣	08-7320415#676(7)
台東縣	089-310400	台東縣	089-328815
花蓮縣	038-226400	花蓮縣	038-224774
宜蘭縣	039-322644	宜蘭市	039-355420#292
基隆市	02-4288604	基隆市	02-4256633
澎湖縣	06-9272162(4)	澎湖縣	06-9288811
		金門縣	082-325345，325537
		連江縣	083-25125

馬兜鈴酸事件

中藥不良反應通報表

行政院衛生署 中醫藥委員會

個案編號(由通報中心填寫)：_____
醫療人員及民眾填寫之格式(01)

中藥不良反應通報表 網址：http://www.ccmp.gov.tw	1.發生日期：　　年　　月　　日　2.填表日期：　　年　　月　　日 3.通報者 　姓名：　　　　　　　服務機構： 　電話：　　　　　　　地址： 　是否為醫療人員　　　□ 否　　□ 是，職稱：_____ 　*若為臨床試驗用藥，請填寫下列資料： 　試驗名稱： 　試驗案號：___(登記於衛生署)報告類別：□ 初始報告 □ 追蹤報告，編號：___

I. 病人基本資料

4.□識別代號：_____ 　(供通報者辨識用)	5.性別：□男 □女　　　　　　7.體重：___公斤 6.出生日期：　　年　　月　　日，___歲　8.身高：___公分

II. 不良反應情況／產品所致問題

9.□不良反應　□產品問題　□其他：_____

10. 不良反應結果
　□A.死亡 日期：___年___月___日 診斷：_____
　□B.危及生命　　　　　　　□C.導致病人住院
　□D.造成永久性殘疾　　　　□E.延長病人住院時間
　□F.需作處置以防永久性傷害　□G.先天性畸形
　□H.他(請敘述)

11. 不良反應之描述(請依事件發生日期順序填寫)
　(應包括發生不良反應之部位、嚴重程度及處置)

12. 相關檢查及檢驗數據(請附日期O)
　(例如：藥品血中濃度、肝/腎功能指數……等)

13. 其他相關資料(例如：診斷、懷孕、過去病史、個人病史、個人習慣、家族史、可疑食物...等)

III. 疑似引起不良反應的醫療器材

14. 商品名	
15. 器材種類	
16. 廠商名稱，地址及電話	17. 規格 　型號 #_____ 　序號 #_____ 　批號 #_____ 　效期___年___月___日

有無他人使用相同產品，是否發生不良反應？□有 □無 □不知道
停藥後不良反應是否減輕？□是 □否 □無法得知
再投藥是否發生不良反應？□是 □否 □無法得知

18. 器材是否可獲得
　□是 □否 □已於___年___月___日退還給廠商

19. 同時使用之醫療產品及使用日期

IV. 懷疑藥品

藥名	劑型	給藥途徑	劑量/服用次數	起迄日期	*供應者	廠牌/批號	效期

20. 可疑藥品
　□處方
　□飲片
　□中成藥

21. 併用藥品
　(請務必填寫
　起迄日期)

本通報表中病患及相關醫師的姓名都不會記錄存檔，本中心將以代號編碼來代表

*供應者請參考下一頁第八點

中藥不良反應通報原則

1. 通報項目：中藥不良反應的通報範圍包含中藥、青草藥及中醫使用之醫療器材。

2. 有下列情形之嚴重的中藥不良反應，請務必通報：導致死亡、危及生命、病人住院或延長病人住院時間、造成永久性殘疾或先天性畸形、或需作處置以防止永久性傷害等。

3. 通報的情況：無論不良反應為嚴重或非嚴重個案，或不確定是由中醫藥品引起，或並未獲得所有的相關性資料之個案，仍需通報。

4. 如有產品之相關性問題，例如：懷疑有污染、懷疑藥品安定性有問題、產品不良、包裝或標示不佳等，請填於其他欄內。

5. 如何取得通報表：可自衛生署中藥不良反應通報網站上下載，或與各區中藥不良反應通報中心連絡。

6. 通報方式：每個病例使用一個表格，將填好之通報表以郵寄或傳真的方式，傳送至各區域之中藥品不良反應通報中心。

7. 機密性：請務必填寫通報者的姓名、電話、服務機構、地址等，識別代號欄請填寫可供通報者確認追蹤病人之代號。除非通報者有特別要求，必要時廠商可以得知通報者之身份。衛生署及中藥不良反應通報中心有責任維護病人及通報者的權益，保持資料的機密性，不得擅自公開，亦不得作為醫療糾紛案件使用。

馬兜鈴酸事件

8. 其他注意事項：

(1)請用黑色或深色原子筆填寫，各項資料請儘可能詳列。

(2)填表時，若遇該欄資料不明的況，請使用：

　　UNK：不知道，NA：不適用，

　　NI：填表時尚無資料(如檢查報告)，但往後可能會有資料

(3)供應者包括中醫診所/醫院、中藥舖、青草店、廟宇、廣告郵購、自行採集、大陸成藥...等；請詳細說明。

(4)如果表格欄位空間不夠時，可另用A4大小紙張繕寫，並請註明相關欄位編號及名稱。

＊各區中藥不良反應通報中心連絡方式：

	電話	傳真	通訊住址
全國	(03)396-0053	(03)396-0053	桃園縣龜山鄉復興街5號 林口長庚醫院中醫分院
北區	(02)2370-1704	(02)2370-1711	台北郵政84-664號信箱
中區	(04)2359-2539	(04)2359-2539	台中市中港路三段160號 台中榮民總醫院藥劑部
南區	(07)732-8206	(07)731-7123#2703	高雄縣鳥松鄉大埤路123號 高雄長庚醫院藥劑部
東區	(038)561-825#3297	(038)580-160	花蓮市中央路三段707號 花蓮慈濟醫院藥劑科學術組

★中藥不良反應通報系統網站：http://www.ccmp.gov.tw
　請利用下列住址通報

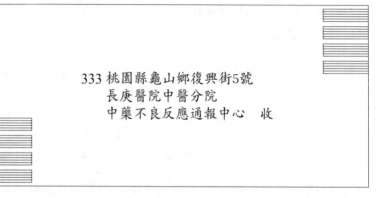

333 桃園縣龜山鄉復興街5號
　　長庚醫院中醫分院
　　中藥不良反應通報中心　收

馬兜鈴酸事件

參考文獻

1. 謝明村：中國藥材學，國立編譯館，台北 1995。

2. 張永勳：台灣產馬兜鈴、土青木香及天仙藤之生藥學研究，中國醫藥學院中國藥學研究所碩士論文，台中 1977。

3. 許信義、張憲昌、許鴻源：市售防己類藥材之生藥學研究，中國醫藥研究叢刊 1986；12：33-57。

4. 鄧正賢：防己類藥材之品質評估及其指標成分之分析方法研究，中國醫藥學院中國藥學研究所碩士論文，台中 2002。

5. 甘偉松：台灣有毒植物誌，中國醫藥出版社，台北 1967。

6. 鄭元春：我要認識有毒的植物，渡假出版社，台北 1996。

7. 中草藥教學資源中心：中草藥產業研發與技術，教育部，台北 2003。

8. 洪心容、黃世勳、黃啓睿：趣談藥用植物(上、下)，文興出版事業有限公司，台中 2004。